크나이프 치유
Die Kneipp-Therapie

면연력 강화! 치유보다 예방!

크나이프 치유

처음 펴낸 날 | 2022년 3월 3일

지은이 | 장희정 외

편집위원 | 김영옥, 임선근

펴낸이 | 조인숙
펴낸곳 | 호미출판사
등록 | 2019년 2월 21일(제2019-000011호)
주소 | 서울시 양천구 목동서로 287 1508호
영업 | 02-322-1845
팩스 | 02-322-1846
전자우편 | homipub@naver.com

디자인 | 끄레 디자인
인쇄 제작 | 수이북스

ISBN 979-11-966446-3-5 03510
값 | 19,000원

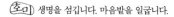 생명을 섬깁니다. 마음밭을 일굽니다.

실습서

크나이프 치유
Die Kneipp-Therapie

면연력 강화
치유보다 예방

장희정 외

초미

토마스 긴트하르트 | 세바스티안 크나이프대학 학장

사랑하는 독자 여러분께!

이렇게 서문으로나마 독자분들을 뵐 수 있게 되어 영광스럽고 기쁩니다. 2021년 5월 17일은 세바시티안 크나이프Sebastian Kneipp 탄생 200주년이 되는 날이었습니다.

당시 세바시티안 크나이프는 자연이 가지고 있는 치유력을 인지하고 있었고 더불어, 치유를 위한 다섯 가지 중요한 요소(물/치유식물/움직임/음식섭취/삶의 질서)들 간의 상호작용을 치유법의 중심 이론으로 주창했습니다. 그 기본 지식은 오늘날에도 현대 크나이프 치유법의 근간으로 작동하고 있습니다. 약 200여 년 전 완성된 그의 치유 철학이 아직도 시대를 앞서가고 있는 이유는 자연 치유력 즉, 자연의 힘으로 회귀했기 때문입니다. 총체적이며 자연요법으로 기술된 삶의 개념이 바트 뵈리스호펜Bad Wörishofen과 유럽 전역에서 "크나이프는 건강"이라는 정의로 인증받게 되었습니다.

"자연은 우리가 건강을 유지하는데 필요한

모든 것을 충분히 제공하고 있다."

크나이프 치료사를 위한 첫 번째 심층 교육은 1926년 바트 뵈리스호펜에서 크나이프 협회의 우수한 교사들에 의해 시작되었고, 1958년 "자연에 기반한 삶과 치유를 교육하고 직접 체험하기 위한 기관"으로 세바스티안 크나이프 대학Sebastian Kneipp-Schule이 설립되었습니다. 우리 대학은 60년이 넘도록 명실상부한 정규교육과정과 지속적인 추가 보수교육과정으로 최고 수준의 자격을 갖춘 크나이프 치료사들을 배출하고 있습니다.

지대한 관심과 동참으로 크나이프 철학은 전 세계 모든 대륙으로 확산되고 있습니다. 특히, 주말은 물론이고 성탄절과 연말연시 안락함을 포기한 우리 대학 교수진의 가르침과 한국 '열공'팀의 배움으로 동북아시아에서는 자격을 갖춘 첫 크나이프 치유 전문가들이 탄생했습니다.

크나이프 치유법은 예방과 치료를 가능하게 해주는 작용기전이 내재해 있는 장점을 지니고 있습니다. 특히 간단하고, 자연적이며, 저렴해서 모든 사회 계층 누구에게나 적용할 수 있도록 개발한 것이 세바시티안 크나이프 신부의 기본 개념이었습니다.

이 책을 통해 "크나이프 신부의 기본 개념 속에서 크나이프 건강 철학"이 한국에 확립할 수 있기를 바랍니다.

2021년 7월 14일 바트 뵈리스호펜에서

Thomas Gindhart

-Schulleiter-

-Direktor der Sebastian-Kneipp-Schule-

Liebe Grüße aus Bad Wörishofen

Liebe Leserin, liebe Leser, es ist mir eine große Ehre und Freude, dieses Buch mit einem Vorwort zu begleiten. In diesem Jahr feiern wir die 200. Wiederkehr von Sebastian Kneipps Geburtstag, am 17.Mai 2021, dass die Erstauflage dieses Buches im gleichen Jahr erfolgt, freut mich sehr.

Sebastian Kneipps Erkenntnisse über die heilende Kraft der Natur und das Zusammenspiel der fünf Säulen, Wasser; Pflanzen, Bewegung Ernährung und Lebensordnung sind bis heute die Grundlage für die moderne Kneipp-Therapie. Seine Philosophie ist moderner denn je: Durch die Rückbesinnung auf die Kraft der Natur war Kneipp seiner Zeit weit voraus. Aus dem ganzheitlichen, naturheilkundlichen Lebenskonzept ist in Bad Wörishofen und ganz Europa ein bewährtes Gesundheitskonzept entstanden.

"Alles was wir brauchen, um gesund zu bleiben,

hat uns die Natur reichlich geschenkt"

Die erste fundierte Ausbildung für Kneipp-Bademeister begann 1926 in
Bad Wörishofen, der Kneipp Bund führte den qualifizierten Lehrbetrieb
ein. 1958 wurde die Sebastian-Kneipp-Schule als „Lehr- und Erlebnisstätte
für naturgemäße Lebens- und Heilweise" gegründet. Seit über 60 Jahre
bildet die Sebastian-Kneipp-Schule, mit höchsten Standards und ständiger
Weiterqualifizierung, Kneipp Bademeister aus. Mit großem Interesse und
Unterstützung verfolgen wir die Ausbreitung der Kneipp-Philosophie
in alle Kontinente. Mit der Kneipp Bademeister Ausbildung, von einer
Gruppe koreanischen Kneipp-Interessenten, gibt es erstmalig qualifizierte
Kneipp-Anwender in Asien.

Hervorzuheben sind die fundierten beschriebenen Kneippanwendungen
und deren präventiven und therapeutischen Möglichkeiten. War es doch
schon immer in Kneipp`s Sinn, dass seine Kneipp-Therapie als einfache,
naturnahe und bezahlbare Methode in alle sozialen Schichten Einzug
findet.

Ich hoffe, die Autoren können durch dieses Buch das „Kneipp-
Gesundheitskonzept, im Sinne von Kneipp" in Korea etablieren.

Viel Freude beim Lesen und bleiben Sie gesund

Herzliche Grüße

2021. 7. 14.

채수완 | (사) 대한라이프스타일의학회장, 전 대한암예방학회장

지금 우리에게는 두 개의 쓰나미가 오고 있다. 의료비의 폭발적 증가와 질병의 폭발적 증가이다. 의료 선진국인 미국과 한국에서 비슷한 현상이 일어나고 있다.

질병 사망의 약 70퍼센트는 고혈압, 당뇨병, 비만, 관절염, 골다공증, 치매 및 암 등 비감염성질환(Non-communicable disease; NCD)에 해당되고, 이것들은 생활습관질환으로도 알려져 있다. 기존의학은 증상중심, 질병중심(치료), 의사중심(처방과 순응), 조기진단(검사 위주)이 중심이었다. 질병의 정의 및 분류에 치중하여 2022년 1월부터 적용하는 질병분류는 85,000개의 질병명을 제공하지만 근본적인 치료와는 거리가 있는 실정이다. 즉, NCD 질환들은 기존 치료 방법으로는 한계점에 직면하였고, 생활습관개선을 통한 치료가 우선시 되어 질병 예방 및 사전 관리되어야 한다는 의견이 대두되고 있다. 이러한 NCD 질환은 타고난 유전자보다는 식생활 요인 등이 더 중요하게 작용하며 우리가 먹고 있는 음식에 의해 유전자 발현이 달라지는 후생유전학(epigenetics)의 초점에서 질병 예방 및 치료관점이 관심을 끌고 있다.

우리의 운명을 결정하는 것은 유전자 순서뿐만 아니라 식생활에 의해 표현이 바뀌는 후생유전체도 중요하다는 것이 더욱 설득력을 얻고 있다. 지난 50년 동안 우리의 식생활은 서구화되었고, 그 결과 한국인의 질병 유형이 크게 바뀌어졌다. 또한 지난 2년 인류는 근래에 없었던 감염성 질환인 코로나 19로 수많은 사망자를 발생시켰다. 코로나 퇴치에 예방접종 하나로 감염이 차단될 줄 알았으나 새로운 변이로 인한 돌파감염이 일어나 감염 조절에 어려움이 예상된다.

이와 같은 시점에서 (사)한국크나이프협회에서 실습서가 발간된다는 희소식이 들린다. 크나이프의 자연치유는 물, 신체활동, 균형잡힌 식생활, 치유식물과 삶의 질서를 이용한다. 질병의 원인을 자연환경과 생활환경의 부조화 때문으로 보고 생명체가 스스로 갖고 있는 자기 치유 능력을 활용해서 원래상태로 회복해 가는 관점으로 보고 있다.

현대 의학적 관점에서 크나이프 치유법을 바라보면, 물로 몸을 자극하거나 물에서 걷는 행위는 혈관수축과 이완을 일으켜 혈액 순환을 증가시키며, 감각기관의 자극을 통해 중추신경과 냉온을 자극하여 체온 조절 시스템도 자극한다. 즐겁고 규칙적인 신체활동은 다리가 제2의 심장으로 불릴 만큼 혈액 순환에 중요하다. 근수축시근육 내의 정맥

피가 심장쪽으로 흐르게 되는데 이러한 작용이 잘 되지 않으면 비행기 이커노믹 증세처럼 부종 등이 생긴다. 우리가 운동을 하는 것은 면역세포의 이동통로 중 하나인 임파액이 운동 시 10배나 증가되어 면역시스템에도 큰 도움이 된다. 또한, 운동은 뇌조직의 증식을 일으켜 기억력 증가에 도움을 주어 치매 예방에도 도움이 될 수 있다.

식물성 위주의 식이섭취는 혈관질환의 발병 감소에 도움을 주어 중풍, 심장병, 암 발생의 감소에도 도움이 된다. 유전자의 표현형은 식물에 함유된 파이토케미컬에 많은 영향을 받는데 이러한 물질은 식물이 척박한 환경에서 살아남는데 필요한 것으로 동물은 식물과 공동 진화하면서 이것을 자기방어에 이용하고 있다. 치유식물은 주로 약용식물이며 이런 성분의 함량이 특히 높다.

삶의 질서는 기도와 명상을 통해서 얻어진다고 하는데 이는 삶의 고난 중에서도 평상심과 감사하는 마음을 갖는 것과 일맥상통한다. 이러한 평정심이 없어지면 불안과 긴장도가 올라가고 불안과 긴장은 불면을 일으켜 면역력 및 기억력의 저하를 야기하고 혈관 수축, 혈당 증가 및 암전의 증가로 이어진다는 것은 익히 알려져 있다. 생명체가 갖고 있는 자기 치유능력은 우리 눈으로도 관찰할 수 있다. 상처가 있을 때 처음 피가 나면 곧 지혈되고 그 부위가 붓고 아프며 열감이 있으나 나중에는 원상태로 회복된다. 이와 같은 일련의 현상을 염증이라고 한다.

우리 몸은 100조 개의 세포, 여러 기관과 조직으로 되어 있지만 이러한 고유기능을 잘 하기 위해서는 서로 소통하고 협력하여야 생명유지라는 근본적 기능을 할 수 있다. 신속한 소통은 신경계를 통해서, 느린 소통은 호르몬을 통해 이루어진다. 혈액의 흐름은 우리 몸의 거대한 유통구조라 할 수 있으며 심장에서 발끝 세포까지 불과 20초면 전달이 가능하다. 따라서, 크나이프 자연치유는 물의 냉온 및 수압을 이용한 자극 등으로 우리 뇌와 신체세포를 일깨우고, 즐겁고 규칙적인 신체활동, 균형 잡힌 식이섭취와 더불어 심신의 균형과 평상심의 마음가짐을 유지함으로써 신체의 모든 조직과 생체리듬을 정상화 및 활성화시켜 고유한 생명유지와 회복 기능에 유익함을 줄 수 있어 현대인의 질병과 의료비의 쓰나미를 막는데 많은 도움이 되리라 생각된다.

크나이프 치유의 개념

우리가 치유를 논해야 하는 이유

말라리아, 독감, AIDS, 암, 자살, 코로나…….
원인은 다르지만 근본처방은 동일하다. 이겨낼 수 있는 힘을 기르는 것이
다. 나의 면역력을 키우는 길밖에 없다. 전문가가 돕고, 예방접종이 돕고,
신앙생활과 이웃이 도울 수 있지만 결국 나 스스로 나의 면역력을 키워야
만 이겨낼 수 있다.

그래서 진정한 치유는 스스로 자신의 면역력을 높혀 어떠한 어려움과도
맞설 수 있는 힘을 키우는 것이다.

우리는 몸과 마음을 끝없이 치유하고 싶어 한다. '나는 절대적으로 건강
해서 치유할 필요가 없다'라고 여기는 사람은 없는 듯하다. 병에 걸리면
당연히 치유하고 싶어하고 나이로 인한 자연스러운 노쇠 현상이어도 치
유하려고 한다. 건강은 건강할 때 지켜야 한다며 20대와 30대 젊고 건강
한 연령층도 끊임없는 치유과정을 요구받으며 살아가고 있다.

수백만 년 전 인간 출현과 함께 시작된 생활 일부분이 치유라는 명목으로 현대 산업의 중심이 되고 이에 따라 파생되는 분야는 새로운 산업으로 부각하고 있다. "모든 생명은 각각의 속도와 상태에 따라 스러져 간다"고 하는 자연의 대원칙을 잘 알면서도 건강에 대한 욕구는 지속적으로 높아만 가고 있다.

이제 현대인들은 어떻게 치유할 것인지와 함께 무엇을 위해 치유할 것인지에 대해서도 성찰해 보는 시간을 마주하며 살고 있다. 모두가 알고 있다시피 인간의 자연치유 방법은 인간이 삶을 영위하면서부터 시작되었다. 인간 외에 다양한 동식물들의 독특한 자가 치유 방법들이 발견되는 것과 연관지어 보면 육체와 정신을 자연적인 원래의 상태로 회복하려는 인간의 노력도 치유행위로 일상의 일부분이자 본능과도 같은 자연적 기능이라 하겠다. '원래 상태로 회복'하려는 노력은 다양한 형태로 인간의 삶 속에 투영되어 있다. 에너지를 흡수하는 영양 섭취, 강한 근육을 보유하기 위한 근력운동, 세포활동을 신속히 재충전하려는 여러가지 화학적·물리적·생물학적 방법 등은 주로 육체 노동의 효율성을 극대화하기 위해, 즉 '원래 상태로 회복'하기 위한 일상생활의 단편적 행위다.

과거 인류의 삶이 육체노동을 근간으로 이루어졌다면 현대는 육체와 정신이 한데 어우러진 방식이 주를 이루고 있다. 강한 정신과 함께 부드러운 정신의 조화가 동시에 요구되는 것처럼 과거에는 육체 치유가 중요했다면 현대에는 육체와 함께 정신적 치유도 크게 강조되고 있다.

그리고 과거 치유목적이 추구하던 '원래 상태로 회복'과 현재 치유 방법이 제시하는 '원래 상태로 회복'은 차이가 있다. 그 당시 치유 방법이나 치유 과정이 목표했던 자연적인 원래 상태가 육체의 본연적 기능을 회복하는 것이었다면, 요즘은 나이의 평균 상태를 목표로 치유하는 경향이 있다.

치유를 위해서는 뚜렷한 목적이 선행되고 그에 적합한 방법이 모색되어야 한다.

치유목적의 대상은 일차적으로 내 자신이어야 한다. 그리고 그 다음은 내 이웃이며 그 다음으로 내가 속한 자연계로 이어지면서 모든 것을 '원래 상태로 회복'하려는 노력이 치유의 고유 목적이 되어야 한다. 우리가 잘 알고 있듯이 내가 올바른 생활을 영위하면 나와 내 이웃을 포함한 모든 자연계가 저절로 치유되고 그것이 바로 하나의 자연치유 과정이 된다. 그래서 우리는 우리가 잘 알고 있는 그 사실을 이루고자 나를 치유하며 살아가고자 한다.

자연치유가 서양에서 각광 받는 이유

서양에서도 원인과 치료방법을 찾아내는 삶을 영위하고 있었다. 이후 산업혁명이 시작되어 그들은 우리보다 먼저 자연과 멀어진 원인이 빚어내는 폐해를 입었고, 그러다 보니 자연의 필요성을 더 일찍 인식하게 되었다.

지금으로부터 2,500여 년 전 서양의학의 아버지 히포크라테스는 모든 질병의 원인이 자연환경과 생활환경의 부조화에서 발생한다고 했다. 그는 인간이 건강하기 위한 조건으로 태양의 빛, 신선한 공기, 몸의 체온을 변화시키는 추위와 더위의 균형과 함께 적절한 영양 섭취를 꼽으며 자연과의 관계를 중요시했다. 그리고 건강 회복을 위한 치유법이 강조되던 18세기에 루소는 '창조자의 손에서 나온 것은 건강하고 완전하나 인간으로부터 나온 것이 모든 걸 해친다'라면서 교육을 통해 자연으로 돌아갈 것을 주창했다.

산업혁명이 본격화되면서 사람과 자연이 서로를 헤치며 병들어가는 결과는 19세기 자연치유가 강조되는 직접적인 원인이 되었고, 이성과 합리를 추구하는 서양 사상은 기술 산업뿐만 아니라 모든 분야에 변화를 초래했다.

그리고 환경 변화로 야기된 새로운 질병 치료를 위한 치유 방법들이 산업의 변화 속도에 맞추어 연구, 고안되었다. 서양의학은 원인 해결을 위한 근원적 방법보다 증상을 완화시키는 방편을 선택하기도 했다.

300여 년이 지난 현재 서양의학은 바이러스학, 세포학, 분자생물학 등 새로운 연구 분야로 전문화하였고, 이성적이고 합리적으로 사실을 파편화시켜 세분화하는 새로운 방법으로 '사실'에 접근하려 노력하고 있다.

이에 비하면 자연치유는 원인과 치유법을 자연에서 발견하려고 하면서

때로는 증상을 빨리 해결하지는 못하지만 서양의학 방법이 치유하지 못하는 부분을 해결하기도 한다. 그러고 보면 근대 서양에서 발전된 서양의학과 자연치유는 서로 다른 분야이면서도 보완적 관계를 지속해서 유지하고 있다.

그렇다면, 자연치유란 무엇인가?

자연치유에 대한 논의는 계속 이어지고 있다. 치유에 대한 새로운 기대가 형성되고, 정의와 함께 관련 범위 등에 대한 학술적 협의도 이루어지고 있다. 자연치유를 새롭게 정의하는 것은 쉽지 않은 일이지만 단어 해석에서부터 조심스럽게 접근하려고 한다.

사단법인 나를 만나는 숲은 "크나이프 치유프로그램 진안군 적용방안 연구" 보고서(진안군, 2017)에 자연치유의 정의를 상세히 거론하고 있다. 그것을 인용, 요약하면 다음과 같다.

자연이라는 의미는 환경문제의 대두로 인해 다양한 학문 분야에서 다루어지고 있다. 초기에는 동양 철학적 측면과 서양의 환경 과학적 해석이 상이하였으나 서양 과학자들이 동양철학을 이해하기 시작하면서 서로 많은 부분을 공감하게 되었다. 가장 큰 의미적 접근은 '있는 그대로'라고 하는 직설적인 해석 이외에 '시간에 따라 변해가는 과정'이라고 하는 넓은 시간적 개념을 포용한다는 것이다. 이외에 '자연'은 무한정 긴 시간의 의미를 내포하고 있다는 사실을 인정하면서도 그 '긴' 시간의 '길다'는 의미 접근까지 오랜 시간이 필요했다.

물론, 공간에 대한 의미도 논의되어야 하지만 치유 분야에서는 주로 시간적 의미를 다루기에 이에 대한 해석은 생략하도록 하겠다. '치유'라는 단어적 개념을 살펴보면 병을 고치는 적극적인 행위가 아니라 병이 저절로 낫는다는 나을 유癒로 표현된다. 그러니까 '치유'라는 의미는 인위적으로 병을 고치는 기술과 기능이 중요한 것이 아니라 자연스럽게 낫게 한다는 개념을 깨닫는 것이 중요하다. 결국 '스스로 낫는다'는 의미에서 자연치유는 인간을 포함한 모든 생명에게 부여된 자연재생능력, 자연회복능력, 자기치유능력을 활용해 원래 상태로 회복하는 것이라 하겠다. 이처럼 모든 여러 자연치유 방법들은 최고의 치료제로 긴 시간의 의미가 담겨 있는 자연을 택했다. 자연환경을 치유 자원으로 활용하고 있는 것으로는 맨발 걷기, 물 마시기, 햇빛 쬐기(일광욕), 숲 산책(산림욕), 바람 맞기(풍욕) 등을 꼽을 수 있다.

치료와 치유에는 분명한 차이가 있다. 치료는 제도적으로 엄격한 의료 행위임을 규정하고, 국내 의료법에서는 정당한 의료면허 없이 치료라고 하는 용어 사용을 불법으로 간주하고 있다. 내용적인 면에서도 특정한 병적 증상을 회복시키는 행위나 수술, 약물투여 등 직접적인 처치를 통해 병을 낫게 한다는 의미가 강하다(이준우 외, 2007).

반면, 치유는 주로 외부의 자연적인 자극을 통해서 스스로 병을 이겨내고자 하는 치유 능력을 발생시키고 병의 근본 원인을 제거해 병이 없던 상태로 되돌리는 것을 말한다. 그러니까 '치유'라는 의미는 인위적으로 병을 고치는 기술과 기능이 아니라 자연스럽게 낫는 것이라는 개념을 내포한다.

크나이프 치유의 역사

세바스티안 크나이프 신부(1821~1897)는 서양 자연치유법을 정립했으며 전 세계에 독일 남부의 작은 마을 바트 뵈리스호펜Bad Wörishofen을 크나이프 치유 마을로 알린 장본인으로 "물 박사"로 불린다. 그는 가장 오래되고 명확한 치유법인 물치유에 대해 지속적으로 관심을 갖고 직접 실행해 보면서 크나이프 치유법을 체계화시켰다.

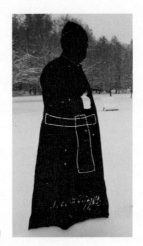

크나이프 신부 모형

20대 후반 폐결핵에 걸렸을 때 독일 의사 지그문트 한Sigmund Han (1696~1773)이 집필한 소책자 '신선한 물의 놀라운 치유력에 대한 강연'에 소개된 물치유법을 자신에게 직접 적용해 완치되는 경험을 했다. 이후 물치유 분야 선구자인 영국 의사 플로이어Floyer(1649~1734)의 방법과 유럽 전역에서 전통적으로 내려오는 물치유 방법인 크리스트오르텔 Christ Oertel(1765~1850)의 '차가운 물 자극' 등 다양한 전통 치유법들의 영향을 받으며 연구를 계속해 갔다. 또한 물치유법이 면역력을 향상하고 건강을 지킬 수 있다는 과학적인 근거를 의사들과 함께 임상실험

결과를 도출해 냈다.

그는 많은 사람과 교류하며 지냈다. 그러던 중 노동하는 사람들 대부분이 이른 아침이면 머리, 목, 가슴을 힘차게 씻고, 밤에는 맨발로 물가로 걸어가서 발을 씻고 마지막으로 손을 닦는 것을 목격했다. 그리고 어느 한여름 밤, 나이 지긋한 여자들이 야외로 나와 차가운 개울물에 십여 분쯤 발을 담그고는 "이것을 하지 않으면 내 발에서 불이 나고 피곤이 사라지지 않아! 물이 모든 열을 가져가는 것 같아" 하고 말하는 것을 들었다.

이런 관습은 물치유에 관심이 큰 크나이프 신부를 자극해 등 물붓기, 무릎 물붓기, 골반 물붓기가 개발되었고, 더 나아가서는 전신 물붓기로까지 발전되는 계기가 되었다. 이밖에도 그는 농부들이 밤이면 말을 개울로 데려가 몇 분 동안 발을 담그게 하는 광경을 목격했다. 개울가에 도착하면 고삐 풀린 말들은 좋아라 물로 뛰어들었다. 그래서 어느날 크나이프 신부도 말을 타고 말의 배가 물에 잠길 정도로 꽤 깊은 곳까지 들어갔는데 말이 재빨리 드러누워 목욕을 했고 본인도 뜻하지 않게 짧은 목욕을 하게 되면서 물이 주는 상쾌함뿐만 아니라 강한 힘을 느꼈다. 농부들이 말에게 하는 전통적인 관습을 통해 누구나 쉽게 할 수 있는 크나이프 물치유법으로 잘 알려진 학다리 걷기, 팔 담그기, 반산욕, 3/4 담그기, 전신 담그기 등의 물치유법을 개발했다.[*]

---

[*]Sebastian Kneipp(Selbstbiographie), KNEIPP Aus meinem Leben, Stamm-Kneipp-Verein Bad Wörishofen, 2012

크나이프 신부는 이 외에도 막스 비셔 베너Max Bircher Benner(1867
~1939)의 '갈아먹는 생식'에 대해 많은 관심을 가졌고, 수많은 강연에서
물 치유 방법과 함께 치유식물의 중요성을 강조했다. 그리고 몸과 정신과
영혼의 질서 정연한 삶, 즉 삶의 질서야말로 생활에 꼭 필요하다는 자신
의 관점을 알리려고 노력했다. 이러한 전반적인 내용이 종합되어 크나이
프 치유를 구성하는 다섯 가지 요소가 완성되었다.

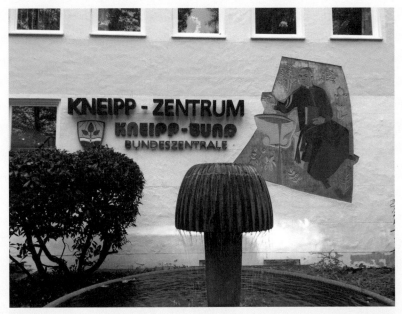

독일 크나이프 연합회 건물

크나이프 치유의 다섯 가지 요소

크나이프 치유는 '물, 움직임, 음식섭취, 치유식물, 삶의 질서' 다섯 가지
요소로 구성되어 있다. 무엇보다도 일상 생활에서 간단히 실행할 수 있는
장점이 있으며, 예방과 치유 효과가 탁월하다. 크나이프 치유법 자체가 우
리 몸이 가지고 있는 조절체계를 본래능력으로 복원하고 정상화하는데
목적이 있기 때문에 어린 아이에서부터 노인에 이르기까지 모든 연령층
에서 면역력을 강화하는 프로그램으로 사용되고 있다. 물론 질병이 있는
경우에는 의사 처방에 따라 치료한다.

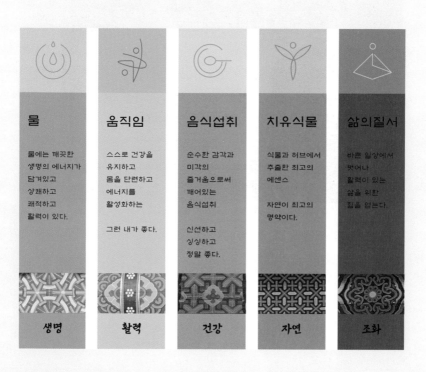

물

물에는 깨끗한
생명의 에너지가
담겨있고
상쾌하고
쾌적하고
활력이 있다.

움직임

스스로 건강을
유지하고
몸을 단련하고
에너지를
활성화하는

그런 내가 좋다.

음식섭취

순수한 감각과
미각의
즐거움으로써
깨어있는
음식섭취

신선하고
싱싱하고
정말 좋다.

치유식물

식물과 허브에서
추출한 최고의
에센스

자연이 최고의
명약이다.

삶의질서

바른 일상에서
벗어나
활력이 있는
삶을 위한
힘을 얻는다.

생명   활력   건강   자연   조화

물 ⚙

나는 물보다 더 확실하게 건강을 지켜주는 것은 없다고 믿는다.
세바스티안 크나이프

크나이프 신부는 의약품이 절대적으로 부족하고 치료시설이 미흡했던 시절에 물을 이용한 다양한 치유법으로 환자들이 건강을 되찾을 수 있도록 도움을 주었다. 그러면서 가정에서도 손쉽게 할 수 있는 이러한 물치유법이 보편화하지 못하는 상황을 매우 안타까워했다.

크나이프 물치유에서 가장 대중화된 방법은 팔 담그기와 학다리 걷기이며 이밖에 물붓기, 젖은 천으로 닦기, 천 감싸기 등의 세분화된 치유방법들이 있다. 이 방법들은 우리 인체의 넓은 장기인 피부를 자극해 몸에서 발생하는 열이 쉽게 방출할 수 있도록 유도한다. 또한, 화학적 반응을 동반한 신진 대사로 인해 발생한 열이 몸 밖으로 쉽게 방출되는 것을 막는 물리적 열조절 작용을 도와 체온을 일정하게 유지하도록 한다. 열조절 작용은 혈액 순환을 촉진하여 치유 효과를 증가시키고, 따라서 면역 체계가 강화되는데 이러한 일련의 과정들이 물치유의 기본 원리이다.

물론 크나이프 치유법을 통해 원하는 신체적 반응을 얻기 위해서는 피부 표면에 그에 상응하는 적절한 자극을 전달하는 방법을 정확하게 인지해야 한다.

움직임 ♣

건강하고 튼튼하기 위해 몸에 좋은 음식물을 섭취해야 하는 것처럼
자신의 존재 가치를 높이고 건강한 삶의 가치를 즐기고자 한다면
반드시 신선한 공기와 움직임이 필요하다.
세바스티안 크나이프

움직임은 육체와 정신을 건강하게 지키고 면역력을 향상하는데 지대한
영향을 미친다. 심장 박동이 빨라지고 혈액 순환이 활발해지면서 산소
및 영양분이 신체의 각 부위에 고르게 전달된다. 그리고 뇌기능이 향상
될 뿐만 아니라 신체 각 부위의 근육들이 발달한다. 또한 자연에서 신선
한 공기를 마시며 움직이는 활동은 정신적인 긴장감 완화와 스트레스 해
소에 도움이 된다.

이미 200년 전 크나이프 신부는 신체 움직임이 건강한 삶을 영위하는데
중요한 역할을 한다는 것을 강조하였다. 그래서 자신의 환자에게 맨발로
걸으며 심장이 뛰는 소리를 들을 것을 권유했고, 발바닥으로 땅의 기운
을 느끼며 인간과 자연이 하나임을 인식하고, 서로 간의 기본적인 신뢰를
강화하는 방법으로 치유 효과를 높였다.

크나이프 치유에서 움직임은 숨을 들이마시고 내쉬는 아주 미세한 움직
임에서부터 산책, 수영, 트레킹 등 적극적인 운동까지도 포함한다.

음식섭취 ⊖

음식은 우리 몸에 이로운 것들로 준비해야만
유익하고 건강하게 작용한다.
세바스티안 크나이프

크나이프 신부는 음식이야말로 치료제이자 치료방법이라고 언급하면서 건강에 유익한 음식섭취의 중요성을 강조했다. 신체에 필수불가결한 미네랄, 단백질, 지방질, 탄수화물, 무기질, 비타민과 같은 영양분을 섭취하기 위해서는 지역에서 생산되는 신선하고 건강한 자연식자재를 사용해야 한다고 역설했다.

자신을 찾아온 환자들에게는 고기류보다는 비타민, 무기질과 같은 성분이 충분히 함유된 여러 종류의 채소, 과일 그리고 통밀 식품 등을 섭취할 것을 적극적으로 권유했다.

그리고 마시는 음료로는 물을 가장 중요한 것으로 꼽았으며 나이에 상관없이 물을 많이 섭취해야 한다고 강조했다. '우리 몸은 배고픔에 대해서는 자동으로 신호를 주지만 수분 섭취가 필요한 상태는 신호가 오지 않는다'라는 이론이 그의 이러한 주장을 뒷받침해 준다. 우리가 갈증을 느낄 때는 이미 신체 기능에 부정적인 영향이 미치고 있는 상태이다.[*]

---

[*] Hildegrad Kreiter, Helene Roschatt, KNEIPPEN, Kneippverlag, 2016

치유식물 🜏

모든 병에는 그에 적합한 치유식물이 있다.
세바스티안 크나이프

크나이프 신부는 농업이 주업인 가정에서 자라 어려서부터 농사일을 도
우면서 자연스럽게 다양한 식물들을 접할 수 있었다. 게다가 허브처럼 약
성이 있는 치유식물에 대해 해박한 지식이 있는 어머니에게서 로즈마린,

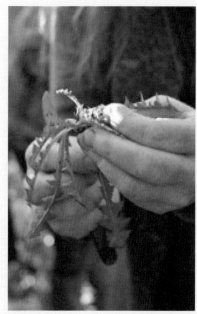
©장희정

라벤들, 티미안 등이 함유하고 있는 활성 물질이 어떤 질병을 예방하고, 어떻게 상처를 아물게 하는지 등의 치료 효과를 습득하게 되었다.

그는 물치유로 다양한 환자들을 치료하면서 치유식물의 효과에 대한 지식을 유용하게 적용했다. 환자들에게 적합한 허브 차를 마시게 하고, 입욕제나 방향제로 사용하여 치유 효과를 높였다.

치유식물에 쏟은 열정과 경험은 "나의 물치유법"이라는 책에 다음과 같이 표현되었다. "수년 내내 나는 치유식물을 탐색하고 조사했고, 말리고, 토막 내고, 삶고, 맛 보았다. 그 어떤 치유식물도 직접 시험해 보지 않은 게 없다." 그는 약성이 적은 치유식물들은 가벼운 증상의 질병 환자의 치유목적으로 사용했을 뿐만 아니라 건강을 증진하고 질병을 예방하기 위해 사용했다.

오늘날 치유식물은 차로 마시는 방법 외에 식초 또는 올리브 기름에 담가서 사용하기도 하고 소금에 섞어(허브 소금)음식을 만드는데 사용하기도 한다.

삶의 질서 ⚗

내 환자가 영혼의 질서를 되찾았을 때,
나는 비로서 완전한 치유를 이룰 수 있었다
세바스티안 크나이프

삶의 질서는 그리스어 다이아타Diata, 즉 '삶의 올바른 방식'이라는 뜻에
서 유래한 말로 삶을 체계화하여 건강을 유지하는 것을 일컫는다. 크나
이프 치유에서 삶의 질서는 인간의 내적 안정과 균형을 반영하여 의식적
인 삶을 살아가는 것을 목표로 한다.

'삶의 질서' 중 '질서'는 바른 규칙, 지속성, 항상성, 청결, 정리 정돈, 체계,
조화로움, 구조, 안전, 평형, 규범, 법칙 등의 의미를 내포하고 있다. 이로부
터 '삶의 질서'는 각자가 삶을 영위하고, 어떠한 어려움도 슬기롭게 극복
하고 이겨내며 자신의 육체와 정신의 완전함을 이루어내는 평안한 상태
이다.

크나이프 신부는 명상이나 기도 등으로 마음을 다스리며 바르게 생활하
는 것은 건강한 삶을 위한 기본적인 필요충분조건이라고 주장했다. 인간
은 육체, 영혼, 정신의 연합체이기 때문에 사람들의 영혼에 질서가 있을
때 신체적인 결함이 개선될 수 있다는 것으로. 삶의 질서와 삶의 방식은
개인의 건강을 지키는 필수 요소인 것이다.

진정한 치유는 삶의 역경을 극복하는 과정을 의미하는 것이기에 크나이프 치유에서 삶의 질서는 개인의 건강을 지키는 필수요소가 되는 것이다.

크나이프 신부가 보여준 육체와 영혼의 관계성에 의한 치료법은 육체적으로 이상적인 건강과 능력이 삶의 기쁨으로 자리매김하기 위해 삶의 질서를 회복하게 하는 것이었다. 그렇게 해서 삶의 질서가 병을 예방하는 차원에서 치유에 사용되도록 관철시켰다.

"삶의 질서는 전체를 아우르는 이론적 근간으로 다른 요소들을 망라하는 개념을 담고 있다. 크나이프 치유법을 '통합적' 치유체계라고 일컫는 이유가 바로 여기에 있다."

의식적이고 균형잡힌 생활방식은 더 나은 삶의 질서와 사회 생태환경과 조화를 이루며 살아가는 삶의 근원이다.

삶의 질서는 조화로운 삶이다!

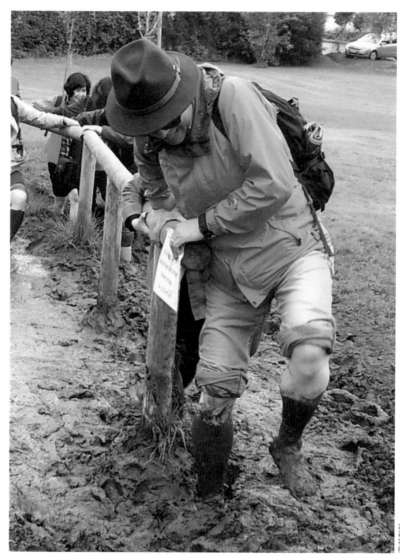

차례

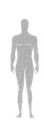

물붓기

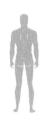

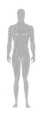

몸담그기

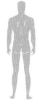

솔마사지

크나이프 치유법

크나이프 치유 방법

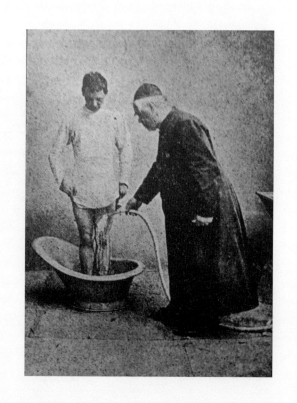

학다리 걷기

학다리 걷기는 팔 담그기와 함께 크나이프 물치유법 중에서 실행이 간단하면서도 면역력을 강화하는 대표적인 치유법이다. 피부를 통해 다양한 자극을 내장기관에 전달해 우리 몸의 저항력을 강화시킨다. 무엇보다도 실행하는 중에 기분이 상쾌해져 삶의 활력을 느낄 수 있으며, 그러한 상태가 길게 유지된다.

방법은 무릎에서 손바닥 한 폭 아래 깊이까지 잠길 수 있는 물(16~18°C)에서 걷는 것이다. 무릎을 들어올려 공기 중 체공시간을 길게 하고 발을 물에 넣을 때는 수면과 직각이 되도록 곧게 편다. 다리가 수면 위로 올라왔을 때와 물 속에 있을 때의 온도 및 압력 차이로 인한 자극이 체온 조절기능을 활성화한다

학다리 걷기 시설이 없는 경우에는 욕조나 무릎 높이까지 올라오는 통을 이용할 수 있다. 오후나 저녁시간에 실행하는 게 좋다.

걷는 모습이 학과 유사하여 학다리 걷기라고 부른다.

효과[*]

면역력을 강화한다.

혈액 순환을 촉진한다.

고혈압 개선에 도움이 된다.

신진 대사를 활성화한다.

정맥 환류를 촉진한다.

다리의 피로를 풀어준다.

두통·편두통을 완화한다.

발 다한증 개선에 도움이 된다.

수면의 질을 높여 준다.

적용대상

두통·편두통, 하지정맥류, 다리 근경련, 부종, 수면장애

금기대상

한랭알레르기, 한랭민감성, 신장질환, 방광질환, 좌골신경통, 생리중, 오한

실행 순서 및 방법

(1) 학이 걷는 것처럼 다리가 물 밖으로 나오게 무릎을 들어올리면서 천천히 물 속을
걷는다.

---

[*] Ines Wurum-Fenkl, Doris Fischer, *Richtig Kneippen*,
Bssermann Verlag,

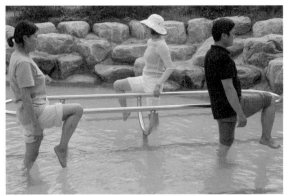
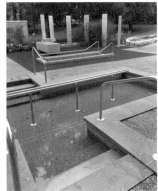

(2) 차가움으로 인한 통증을 느끼기 전에 멈춘다.

(3) 다리의 물기는 양손으로 훑어내어 마르도록 하고, 발가락 사이는 수건으로 잘 닦는다.

(4) 다리의 물기가 마르고 나면 양말과 신발을 신고 몸을 활발하게 움직인다.

준비물

물 속 걷기 시설(가정에서는 물통, 족욕통, 욕조로 대체), 수건, 양말

주의 사항

■ 발과 다리가 따뜻한 상태에서 실행한다.

■ 여름에는 야외에서, 겨울에는 따뜻한 실내에서 실행한다.

팔 담그기

한잔의 커피를 마시는 것과 같은 효과가 있다고 해서 '크나이프 커피'라고도 불린다. 몸을 깨우는 자극과 함께 마음을 안정시키는 효과가 있다. 오전이나 이른 오후에 실행하는 게 좋다.

아이들이 처음 시도할 때는 양쪽 손만 물에 담그게 하고, 일반적인 실행 시간(약 30초)보다 더 짧게 한다. 차츰 팔을 깊이 담그며 실행 시간도 늘려간다.

효과

면역력 강화

팔의 혈액 순환 촉진

신진 대사 강화

혈액 순환 촉진

적용대상

피곤함, 정신적·육체적 스트레스,

팔꿈치 통증 완화, 저혈압, 고혈압

금기대상

협심증, 심장 이상 질환. 손이 차거나 혈관 경련(예, 레이노 증후군)

실행 순서 및 방법

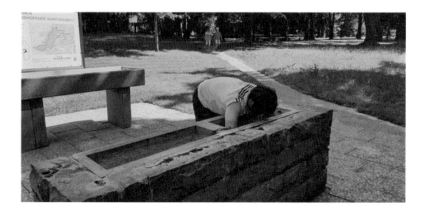

(1) 팔 담그기용 욕조를 테이블 위에 올려놓고, 12~18℃ 물이 팔꿈치 위까지 잠기도록 채운다.

(2) 반듯하게 앉은 자세에서 숨을 내쉬면서 왼손 손가락에서부터 천천히 담근다. 팔목 정도까지 물이 잠기면 오른손도 손가락 끝부터 담근다. 양쪽팔이 팔꿈치 위까지 잠기게 한다.

(3) 양쪽 팔을 담근 상태에서 편안하게 호흡한다.

(4) 30~40초 동안 담근 후 양쪽 팔을 물 밖으로 꺼내 손바닥으로 물기를 훑는다.

(5) 팔에 남아 있는 물기가 저절로 마르게 둔다. 팔을 돌리거나 흔들어서 좀더 빨리 마르게 할 수도 있다.

준비물

팔 담그기 용 욕조(가정에서는 물통, 족욕통, 욕조로 대체)

팔을 담글 수 없는 상황에서는 다음과 같이 간단한 방법으로 실행한다.

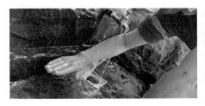 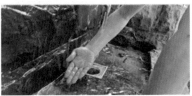

실행 순서 및 방법

(1) 수도꼭지나 호수를 통해 물이 흐르게 한다.

(2) 왼쪽팔부터 시작하되 손등부터 시작하여 손을 뒤집어 손바닥에서 끝낸다.

(3) 손등이 위로 향한 상태에서 손가락 부위부터 팔꿈치 위 까지 천천히 적셔
올라 간다.

(4) (3)동작을 끝낸 다음 손바닥을 뒤집어 팔꿈치 안쪽에서부터 천천히 손끝으로
내려온다.

(5) 오른팔도 왼팔과 같은 방법으로 실행한다. 더 강한 자극이 필요한 경우에는 위의
동작을 반복할 수 있다.

(6) 양쪽 팔에 남아 있는 물기를 손으로 훑어낸 다음 저절로 마르게 둔다.

---

* 팔꿈치 위는 팔꿈치에서 손바닥 넓이 정도 위를 의미한다.

이슬 밟기

이른 아침 이슬이 맺혀 있는 풀밭을 걸어 발바닥에 차가운 자극을 주는 치유법이다. 실행 시간이 짧고 방법이 간단한 반면 몸에 미치는 효과가 상대적으로 크다. 무엇보다 맨발로 풀밭을 걸으면 발 근육, 종아리 근육, 무릎관절 등이 신발을 신고 걸었을 때와는 다른 자극을 받게 된다. 그리고 발바닥에 전달되는 차가운 자극은 심장의 혈액 순환을 촉진한다.

일반적으로 우리 몸이 잠에서 깨어난 직후 체온이 높고 안정된 상태여서 이슬이 내려앉은 아침 풀밭을 걸으면 차가운 자극을 더욱 강하게 느낄 수 있다는 장점이 있다.

효과

면역력을 강화한다.

혈액 순환을 촉진한다.

정맥순환을 촉진한다.

신진 대사를 활성화한다.

아침 피로를 풀어 준다.

적용대상

정맥순환장애 초기, 근경련, 아침 피로감

금기대상

좌골신경통, 요로감염, 방광염, 신장염

실행 순서 및 방법

(1) 시작하기 전 준비운동으로 몸을 따뜻하게 한다.

(2) 어른은 1~3분, 아이들은 10~20초 정도 이슬이 맺혀 있는 풀밭을 걷는다.

(3) (2)을 마친 후에는 수건으로 발가락 사이 물기를 제거한다.

(4) 양말과 신발을 신고 몸을 활발하게 움직여 발을 따뜻하게 한다.

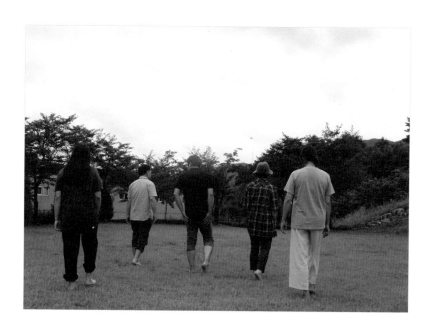

준비물

마른수건, 양말

주의사항

■ 실행 전후 활발하게 움직여 몸을 따뜻하게 한다.

■ 찬기로 인한 한랭 통증 현상이 나타나기 전에 마무리해야 한다.

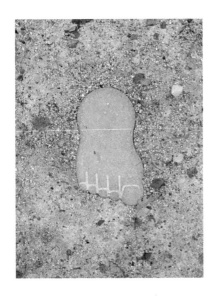

눈 밟기

눈 밟기는 갓 내린 눈밭 위를 짧게 걷는 치유법으로 최대 3분 정도까지 실행할 수 있다. 시작하기 전에는 이슬 밟기를 할 때처럼 준비운동을 한다. 다만 체온을 순간적으로 강하시킬 수 있기 때문에 지나치게 춥거나 바람이 강한 날씨는 피해야 한다. 이슬 밟기보다 더 강한 자극을 받게 되고 효과도 크다.[*]

효과

면역력을 강화한다.

혈액 순환을 촉진한다.

정맥순환을 촉진한다.

신진 대사를 활성화한다.

자율신경계가 안정된다.

적용대상[*]

두통, 편두통. 만성적으로 차가운 발

금기대상

신장질환, 방광질환, 생리중, 좌골 신경통, 진행성 동맥혈류장애

---

[*] Reisi Meier, *Praktische Kneipp-Anwendungen*, Oesch Verlag, 2011

실행 순서 및 방법

(1) 신발과 양말을 벗고 발이 너무 차지는 않은지 확인한다.

(2) 처음에는 짧게 눈 밟기를 하고 차츰 3분 정도까지 늘려간다.

(3) 눈 밟기를 마친 후, 수건으로 발가락 사이를 꼼꼼히 닦는다.

(4) 발을 따뜻하게 해 줄 수 있는 두꺼운 양말을 신고 발을 감싸 주거나 신발을 신고 몸을 활발하게 움직여 발을 따뜻하게 한다.

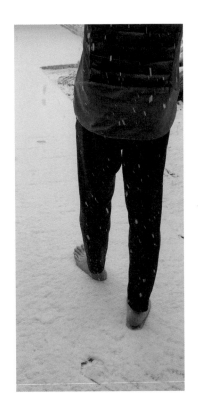

준비물

마른수건, 두꺼운 양말

주의사항

■ 한 곳에 서 있지 않고 계속 걷는다.

■ 내린 지 오래되어 딱딱해진 눈이나 얼은 눈 위에서는 실행하지 않는다.

맨발 걷기

잘 알려진 것과 같이 맨발 걷기는 흙, 모래, 잔디, 풀, 자갈 위를 맨발로 걸으며 발바닥을 자극해 효과를 얻는 방법이다. 크나이프 치유에서도 맨발 걷기는 이슬 밟기, 눈 밟기와 함께 담그기 치유법 중 한 가지로 적극 권장한다.

맨발로 걸으면 발바닥에 자극이 증가하여 혈액 공급이 원활해지고 그래서 신진 대사도 활발하게 이루어진다. 맨발로 걷는 자체만으로도 뼈와 근육, 신경, 뇌, 평형감각을 잡아주는 세반 고리관이 조화를 이루는 상태가 되며 몸의 반사기능을 깨우는 효과가 있다. 그리고 발바닥의 주요 혈자리가 자극을 받아 반사적으로 신체의 특정 부위가 자극 받게 되고 치유 효과가 일어난다[*]

주의사항
- 하루 20~30분 정도 걷는다.
- 필요시 파상풍 예방주사를 맞도록 한다.
- 시멘트나 아스팔트 위를 걷는 것은 피한다.

---

[*] 맨발 걷기, 정말 건강에 좋을까: 네이버 포스트 참조

- 뾰족한 철사, 못, 거친 돌멩이, 나뭇가지 등 다칠 수 있는 요소가 있는지 확인해야한다.
- 풀밭에서 걷기를 할 때는 독충이나 뱀이 있는지 살펴야 한다.

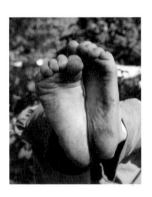

크나이프 요법에서는 왜 물기를 훑어낸 후 자연 상태에서 마르게 두는가?

손으로 물을 훑어내어 피부에 남은 물기가 자연 상태에서 증발하는 동안에도 차가운 자극은 계속 이어진다. 그리고 피부에 남은 물기가 다 사라질 때까지 혈관운동이 활발해지면서 말초혈관의 확장과 축소가 반복되도록 하는 효과가 있기때문이다.

사우나

사우나는 핀란드어에서 유래한 '따뜻한 땅의 구덩이'라는 의미로 뜨거운 공기와 찬물의 자극에 번갈아 노출하여 체내 노폐물을 배출시킨다. 혈관의 원활한 이완과 수축으로 신진 대사를 증진시켜 면역력을 강화하는 치유법이다. 북유럽에서 시작된 사우나의 냉온자극 치유법은 대중적으로 보편화되어 있으나, 심장에 무리가 될 정도로 큰 자극을 준다는 점을 간과해서는 안 된다.

크나이프 치유에서는 사우나를 할 때 먼저 샤워를 한 후 족욕으로 몸을 따뜻하게 한다. 한증막에 앉아 있을 때는 가능한 발과 다리가 수평이 되도록 하고, 누워 있을 때는 밖으로 나가기 2~3분 전에 일어나 앉는다. 한증막에서 실외로 나온 후 몇 분 동안 신선한 공기를 마셔 산소 공급이 충분히 되도록 한다. 가볍게 움직이면서 몸을 천천히 식힌 후 짧게 차가운 물붓기로 치유 효과를 극대화한다.

효과

체온을 조절한다.

체내 노폐물을 배출한다.

신진 대사를 활성화한다.

정맥 환류를 촉진한다.

면역력을 강화한다.

적용대상

피곤한 다리, 두통, 땀나는 발, 수면장애, 혈액순환장애, 피로 및 스트레스

금지대상

손과 발 저림, 고혈압, 협심증, 관상동맥경화증, 천식, 심장 스텐트 시술자

사우나 구조

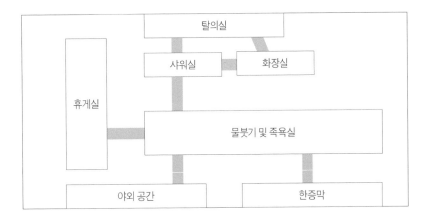

- 한증막, 탈의실, 화장실, 물붓기 및 족욕실, 휴게실(실내·외)로 구분한다.
- 한증막은 목재를 이용해 3단 계단식으로 만들고 바닥과 등을 기대는 부분은 나무와 나무 사이에 틈을 둔다.
- 탈의실을 지나 화장실과 샤워실이 연결되도록 배치한다.
- 물붓기 및 족욕실은 휴게실, 야외공간, 한증막을 통과하는 위치에 둔다.
- 시설 크기에 무관하게 야외공간은 반드시 필요하다.

실행 순서 및 방법

(1) 사우나 순서

　①탈의실에서 옷을 벗는다.

　②샤워실로 이동해서 몸을 씻는다.

　③약 10분 정도의 족욕으로 몸을 따뜻하게 한 후 땀을 닦는다.

　④한증막에서 약 10~15분 정도 땀을 낸다.

　⑤야외로 나가 신선한 공기를 마시며 피부를 천천히 식힌다.

　⑥물붓기 및 족욕실로 이동해 짧은 차가운 전신 물붓기를 한다.

　⑦휴식을 취한 후 ④~⑥을 3~4회 반복한다.

(2) 한증막 안에서는 발부터 머리까지 똑같은 온도가 유지되도록 가능한 눕는
　　자세가 가장 좋다.

(3) 한증막 안의 단높이에 따라 온도가 다르므로 몸상태에 맞춰 선택한다.

(4) 공간이 협소해서 부득이 앉아 있어야 할 경우 발과 머리의 온도 차이가 크지
　　않는 자세로 앉는다.

(5) 한증막에 들어갈 때는 크고 작은 마른 수건 2개를 챙긴다. 작은 수건으로는
　　땀이 나면 바로 닦고, 큰 수건은 땀이 나무에 묻지 않도록 깔개로 사용한다.

준비물

마른 수건 2장(대, 중)

몸닦기

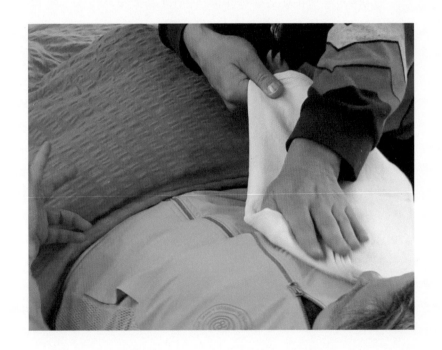

몸닦기 개요

차가운 물에 적신 천을 이용해 신체 일부나 전체를 닦는 것으로 상반신 닦기, 하반신 닦기, 전신 닦기가 있다. 피부 표면에 액체막을 만들어 짧고 가벼운 냉자극 효과를 얻는 방법이다. 액체막이 체온에 의해 증발하면서 순간적으로 혈관이 수축하지만 항상성에 의해 혈관이 다시 이완되고 저항을 덜 받으면서 혈류 속도가 빨라진다. 혈관의 수축 및 이완 활동에 따른 혈액순환증진은 고혈압과 저혈압 개선에 도움이 된다. 가정에서 비상 조치로 몸의 열을 떨어뜨릴 때도 활용할 수 있다. 이때 물온도는 피부온도보다 약 10°C 차게해 팔과 다리를 5~7회 닦는다.

몸닦기는 크나이프 물치유에서 약한 자극 요법에 속한다. 건강한 사람은 면역력 강화에 필요하며 거동이 불편하거나 오래 누워 있어야 하는 환자는 피부를 청결하게 유지하는데 도움이 된다 .

몸닦기로 냉자극에 충분히 적응되면 천감싸기, 물붓기, 담그기 순으로 자극을 증가시킬 수 있다. 몸닦기는 특히 어린아이들에게 크나이프 치유를 적용하는 첫번째 요법으로 적합하다. 높은 물온도에서 시작하여 수온을 차츰 낮춰 자극 강도를 조절한다.

식초, 소금, 아르니카Arnica 추출액, 레터슈피츠Retterspitz 추출액 등 첨가제를 사용하면 몸닦기 효과를 강화할 수 있다.

첨가제 비율

물 11리터 + 식초 1/4리터

물 1리터 + 소금 1큰수저

물1리터 + 아르니카 추출액 1 큰수저

물1리터 + 레터슈피츠 추출액 1 큰수저

보조 장치 및 준비물

양동이
닦기 천을 담가서
적실 수 있는 크기

닦기 천
면이나 아마포
재질 수건

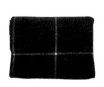

담요나 이불
닦기를 실행하지 않는
신체 부분 덮기

온도측정기
물온도 측정

수건
서서 몸닦기할 때
바닥에 까는 깔개

실행 순서 및 방법

실행 시간대

일반적으로 우리 체온은 시간에 따라 변화하여 오전 3시경에 최저가 된다. 체온이 가능한 낮을 때와 수면을 방해하지 않는 시간대를 고려한 오전 5~7시 사이가 적합하다. 냉자극에 의한 혈관의 원활한 수축과 이완은 혈액 순환을 촉진하며 그로 인해 몸이 따뜻해지면서 숙면이 가능해진다.

횟수

적용 횟수는 치유목적에 따라 달라진다. 열을 내리기 위한 목적이라면 반복해서 실행할 수 있다.

실행 시간

전신 닦기를 기준으로 1회 실행 시간은 3~4분으로 실행 순서에 따라 손놀림이 민첩할 수 있도록 숙지한다.

물온도

대상자가 물온도에 민감할 경우 19~20℃ 미지근한 물을 사용하고, 그렇지 않으면 18℃ 이하 차가운 물을 사용한다.

닦기 천 접는 방법

치유 부위에 따라 편하게 사용할 수 있도록 접는 두 가지 방법이 있다.

직사각형 천의 짧은 변과 긴 변을 각각 반으로 접은 정사각형.
직사각형 천의 짧은 변을 한 번만 반으로 접은 긴직사각형.

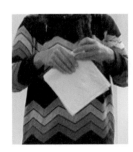 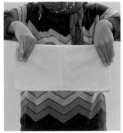

기본 원칙

- 대상자의 몸상태에 따라 실행할 부위와 횟수를 결정한다.
- 대상자에게 실행 방법을 충분히 설명한다.
- 심장에서 먼 부위부터 시작하는 것을 원칙으로 한다.
- 닦기 천은 힘있게 짜서 물이 떨어지지 않게 한다.
- 약한 압력으로 부드럽게 닦아 마찰로 인한 자극을 줄인다.
- 닦기를 하지 않는 부위는 이불 또는 담요를 덮어 따뜻하게 한다.
- 대상자가 춥다고 느끼지 않게 최대한 빠른 속도로 닦는다.
- 실행 후 물기는 마른 수건으로 닦지 않고 저절로 마르게 둔다.
- 실행 중 피부 이상, 오한, 발열, 통증 등의 반응이 나타나면 즉시 중단한다.
- 대상자는 실행 후 옷을 입고 이불이나 담요를 덮어 몸을 따뜻하게 한 다음 15~30분 정도 휴식을 취한다.(해열을 목적으로 한 몸닦기는 제외)

주의사항

- 추위와 불편함을 느끼지 않게 따뜻한 실내온도와 쾌적한 환경을 유지한다.
- 자극에 대한 대상자의 반응을 잘 관찰해야 한다.
- 대상자 상태를 고려해 안정되고 편안한 자세를 취할 수 있도록 한다.
- 몸닦기를 처음 받는 경우에는 물온도를 높여 자극 강도를 약하게 하고, 적응한 다음부터는 물온도를 점진적으로 낮춘다.
- 청결과 물온도를 유지하기 위해서 닦기 천을 자주 빤다.
- 상처·멍·욕창 등이 있는 경우에는 주변을 가볍게 닦는다.
- 대상자의 피부가 건조하면 몸닦기를 마친 후 보습한다.

효과

피부를 청결히 유지하는데 도움이 된다.

면역력을 강화한다.

피부를 통한 해독작용에 도움이 된다.

혈액 순환을 촉진한다.

수면을 촉진한다.

신진 대사를 활성화한다.

혈압을 안정시킨다.

자율신경 기능을 조화롭게 한다.

적용대상

혈액 순환장애, 신진 대사장애, 만성류마티스,

욕창부위 주변 혈액 순환 및 청결, 고열, 부종, 수면장애

금기대상

한랭알레르기, 한랭과민성 증상, 요로감염,

개방상처 외상·욕창·출혈·화상 부위,

오한 및 냉증, 피부질환, 습진

상반신 닦기

팔과 가슴, 목, 옆구리, 등, 어깨에 가벼운 자극을 주어 혈액 순환을 촉진하는 방법이다. 급성 및 만성 호흡기질환과 체온조절 기능 및 혈액순환장애 등의 치유에 도움을 주고 욕창을 예방한다.

대상자가 편하게 누워 있는 상태에서 상체만 드러나도록 이불 또는 담요를 허리까지 접는다.

팔 닦기

닦기 천을 손바닥 크기로 접은 후 한쪽 모서리를 엄지손가락 사이에 넣어 고정한다. 그런 다음 악수하듯이 한 손으로 대상자의 손바닥 또는 손목을 잡아 지탱하면서 다른 손으로 닦기를 시작한다.

실행 순서 및 방법

오른팔

(1) 왼손은 대상자의 오른손 바닥을 악수하듯이 잡고 오른손으로 닦기 천을 잡아 대상자의 손등을 원모양으로 2~3회 닦는다.

(2) 손목에서부터 팔 바깥쪽을 따라 어깨까지 올라갔다가 손목까지 내려온다.

(3) 천을 왼손으로 옮겨 잡아 사용하지 않은

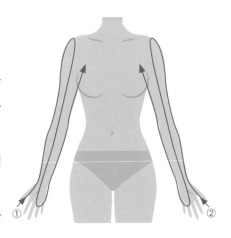

쪽을 이용해 대상자의 오른쪽 손바닥을 원모양으로 2~3회 닦는다.

(4) 오른 손목 안쪽에서부터 겨드랑이까지 올라간 후 겨드랑이를 닦고 마무리한다.

왼팔

(5) (4)까지 사용한 천을 뒤집어서 오른팔을 (1), (2), (3), (4) 순서로 닦는다.

목·가슴·옆구리 닦기

닦기 천의 짧은 변을 한번 반으로 접은 후 양쪽 모서리를 각각 양손의 엄지손가락으로 잡는다. 목과 가슴 언저리는 V자로 닦고, 가슴과 가슴 밑 그리고 옆구리 부위는 지그재그로 닦는다.

실행 순서 및 방법

(1) 목에서 흉부쪽으로 목과 가슴을 비스 듬히 닦아 내려온다.

(2) 닦기 천을 뒤집어 사용하지 않은 쪽으 로 가슴·가슴 밑·옆구리 부위 전체를 오른쪽에서부터 시작해서 위아래로 지그재그를 그리며 닦아 왼쪽에서 마무리한다.

(3) 여성의 경우 유방 아래 부위에 노폐 물이 생기기 쉬우므로 그리듯이 **3** 모양으로 닦아 준다.

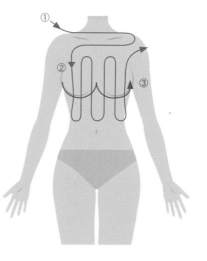

어깨·등 닦기

닦기 천의 짧은 변을 한번 반으로 접은 후 양쪽 모서리를 각각 양손의 엄지손가락으로 잡아 어깨와 등을 닦는다.

실행 순서 및 방법

(1) 어깨는 오른쪽에서부터 시작해 뒷목 아래로
   둥글게 왼쪽으로 닦고 다시 왼쪽에서 오른쪽
   으로 닦는다.
(2) 닦기 천을 뒤집어 등 전체를 오른쪽에서부터
   지그재그로 닦아 왼쪽에서 마무리한다.

하반신 닦기

다리 앞면 닦기 – 배 닦기 – 다리 뒷면 닦기 – 엉덩이 닦기 순서로 이어지며 마지막에 발바닥을 닦으며 마무리한다. 하반신 닦기는 혈액 순환을 촉진하기 때문에 하지정맥류 치유에 도움이 된다. 수면장애가 있는 사람은 하반신 닦기를 밤에 실행하도록 한다.

시작하기 전에 수건을 깔아 대상자가 양말을 벗고 편안한 자세로 서 있을 수 있도록 한다. 그러나 상황에 따라 침대에 누운 상태에서 실행할 수도 있다.

다리 앞면 닦기

닦기 천을 손바닥 크기로 접어 한쪽 모서리를 엄지손가락으로 고정한다.

실행 순서 및 방법

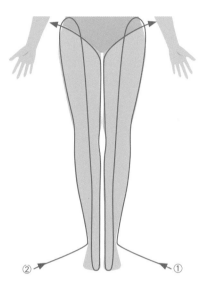

오른다리

(1) 발등에서 시작해서 종아리 바깥쪽을 따라올라가 허벅지를 닦은 후 발등까지 다시 내려오면서 다리 바깥쪽을 닦는다.

(2) 닦기 천을 다른 손으로 옮겨 잡아 사용하지 않은 쪽을 이용해 오른다리 안쪽을 닦는다. 발목에서 종아리 안쪽을 따라 넓적다리 안쪽까지 올라가며 닦는다.

(3) 오른쪽 넓적다리 안쪽 전체를 사타구니까지 쓸어 올리듯 한 번 더 닦는다.

왼다리

(4) 닦기 천을 펼쳐 사용하지 않은 쪽이 나오게 뒤집은 다음 오른다리 실행 순서 (1), (2), (3)처럼 닦는다.

배 닦기

배 닦기는 위와 장의 소화기능을 향상하고 변비치료에 도움을 준다. 그리고 수면장애를 개선하는 효과가 있어서 잠자기 전에 실행하면 좋다.

닦기 천을 손바닥 크기로 접은 다음 한쪽 모서리를 엄지손가락으로 고정해 사용한다.

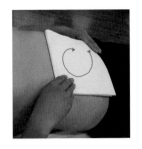

실행 순서 및 방법

(1) 배를 시계방향으로 큰 원을 그리듯 3~5회 닦는다.

다리 뒷면 닦기

닦기 천을 손바닥 크기로 접어 한쪽 모서리를 엄지손가락으로 고정해 실행한다.

실행 순서 및 방법

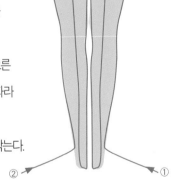

오른다리

(1) 발목에서부터 종아리 바깥쪽을 따라 올라가 허벅다리를 닦은 후 다시 내려오면서 다리 바깥쪽을 닦는다.

(2) 천을 다른 손으로 옮겨 잡아 사용하지 않은 면을 이용해 오른다리 안쪽을 닦는다. 그런 다음 발목에서 종아리 안쪽을 따라 넓적다리 안쪽까지 올라가며 닦는다.

(3) 오른쪽 넓적다리 안쪽 전체 부분을 쓸어 올리듯 한 번 더 닦는다.

왼다리

(4) 천을 펼쳐서 사용하지 않은 쪽이 나오게 뒤집은 다음 오른다리 실행 순서 (1), (2), (3)처럼 닦는다.

엉덩이 닦기

닦기 천을 손바닥 크기로 접은 다음 한쪽 모서리를 엄지손가락으로 고정해 실행한다. 엉덩이 닦기를 마친 후에는 오른 발바닥과 왼 발바닥 순서로 원을 그리듯 2~3회 닦으면서 마무리한다.

실행 순서 및 방법

(1) 오른쪽 엉덩이와 왼쪽 엉덩이 순서로 3~5회 시계 방향으로 원을 그리듯 닦는다.

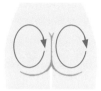

전신 닦기

혈액 순환을 촉진하고 면역력을 강화하는 효과가 있다. 아침에 일어나자마자 몸이 따뜻한 상태에서 실행하는 것이 좋다. 누운 상태에서 전신 닦기를 할 때는 실행하지 않는 부위는 이불이나 담요로 덮어 몸을 따뜻하게 하는 게 중요하다.

실행 순서 및 방법

팔 닦기 → 목·가슴·옆구리 닦기 → 다리 앞면 닦기 → 배 닦기 → 어깨·등 닦기 → 다리 뒷면 닦기 → 엉덩이 닦기 → 발바닥 닦기

전시 닦기 순선

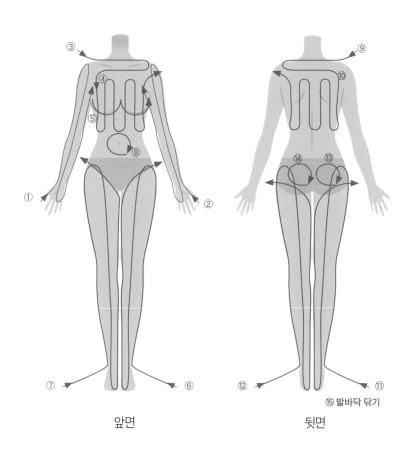

앞면

뒷면

⑮ 발바닥 닦기

물붓기

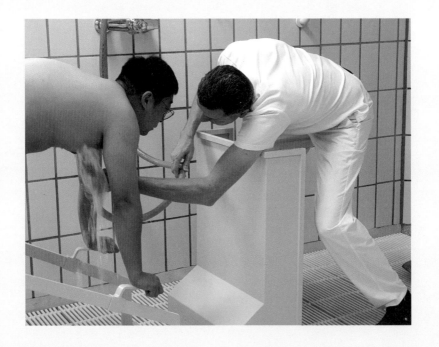

물붓기 개요

치유법을 적용할 신체 부위에 정해진 온도의 물을 부어 피부 표면을 감싸듯이 흘러 내리게 하면서 냉자극, 온·냉자극, 압자극을 주는 치유법이다. 치유 부위, 물온도, 물 압력, 적용시간 등이 자극의 강도에 영향을 미친다. 물붓기는 모세혈관, 정맥, 림프관 등을 자극해 혈액 순환, 신경체계, 신진 대사를 활발하게 한다. 또한 면역력을 강화할 뿐만 아니라 만성질환 치유에도 효과가 있다.

보조 장치 및 준비물

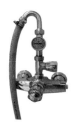

물붓기 온도조절장치
번개 물쏘기를 제외한 모든 물붓기 방법에서 수온을 조절하는데 사용한다.

가정에서는 온도계로 대체 가능하다.

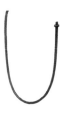

물붓기 호스
길이 2m - 2.5m
내경 2cm

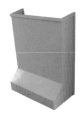

가림막I
치유사에게 물이 튀는 것을 방지한다.

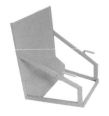

가림막II
물이 튀는 것을 방지한다.

상반신을 숙여야 하는 물붓기에 사용하며,

손잡이의 높낮이 조절이 가능하다.

일반 가정에서는 욕조 가장자리를 잡고 하거나 다른 지지대를 사용할 수 있다.

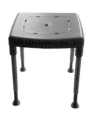

의자
허리 물붓기에 사용하며
높이 조절이 가능한
것으로 한다.

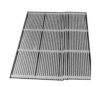

매트
발밑에 물이
고이지 않고
흘러가게 한다.

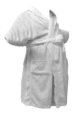

목욕가운
물붓기 실행 전후
체온 유지용으로
간편하게 사용할
수 있다.

수건
물붓기 실행 후
물기 닦는데 사용한다.

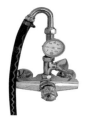

번개 물쏘기 온도조절장치
번개 물쏘기 전용으로
수온을 조절하는데 사용한다.

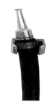

번개 물쏘기 호스, 노즐
호스 길이 2m -2.5m,
내경 2cm
원뿔형 노즐
내경 0.4-0.5cm

손가락 보호 밴드
번개 물쏘기 실행할 때 치유사의
손가락 화상 방지용으로 사용한다.

실행 시간/물온도/물 압력

실행 시간

우리 체온은 시간에 따라 변화하는데 보통 15~17시 사이에 최고 체온이
된다. 이 시간대는 냉수법과 온·냉수법을 실행하기에 적합하다.

물온도 및 압력

물온도와 압력은 치유 부위에 미치는 자극의 정도를 결정하는 중요한 요소로 대상자의 반응에 따라 조절이 가능하다.

물온도

적정한 물온도는 냉수 16~18°C, 온수 36~38°C이다. 치유 효과를 위한 피부온도와 물온도 차이는 10~15°C 정도이다.

물 압력

물압력은 호스에서 나오는 물의 높이에 비례한다. 손바닥을 편상태에서 호스 끝에 새끼손가락을 맞추고 물높이 끝이 검지까지 올라오게 조절하면 4단계 압력이다. 3단계는 약지, 2단계는 중지를 호스끝에 맞춘다.

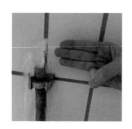
물 압력 3단계

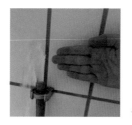
물 압력 4단계

물붓기 종류 및 압력

물온도	종류	물 압력	물온도	종류	물 압력
냉수법	눈 물붓기	2 단계	냉수법	팔 물붓기	3 단계
	얼굴 물붓기	3 단계	온·냉온수법	어깨 물붓기	4 단계
냉수법	무릎 물붓기	4 단계		가슴 밑 물붓기	4 단계
온·냉온수법	골반 물붓기	4 단계		뒷면 물붓기	4 단계

물온도	종류	물 압력	물온도	종류	물 압력
냉수법	전신 물붓기	4 단계	온수법	허리 물붓기	4 단계
온·냉온수법	가슴 물붓기	4 단계	(점진적 온수법)	목 물붓기	4 단계
	팔·가슴 물붓기	4 단계	온수법	어깨 물붓기	4 단계
	팔·가슴·등 물붓기	4 단계		번개 물쏘기	물기둥이 직선으로 뻗어가다 끝에서 살짝 구부러지는 정도

호스 잡기

연필 쥐듯이 잡기, 피리 불듯이 잡기

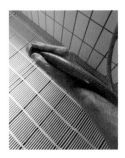

연필 쥐듯이 잡기

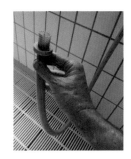

피리 불듯이 잡기

물붓기의 공통사항

효과

면역력을 강화한다.

혈액 순환을 촉진한다.

혈압을 안정시킨다.

신진 대사를 활성화한다.

자율 신경을 자극한다.

수면에 도움을 준다.

냉수법은 기분을 상쾌하게 해 주는 심리적 효과가 있다.

온수법은 마음이 편안하고 안정되게 해 주는 심리적 효과가 있다.

스트레스 완화에 도움이 된다.

기본 원칙

- 실행방법, 제외대상, 주의사항 등에 대해 충분히 설명하고 몸상태를 확인 한다.
- 자극이 약한 물붓기로 시작해서 점진적으로 자극의 강도를 높여간다.
- 물붓기 속도를 일정하게 유지하고 지속적으로 같은 자극을 준다.
- 호스가 대상자 피부에 닿지 않도록 한다.
- 항상 심장에서 먼 부위인 오른다리와 오른쪽 손부터 물붓기를 시작한다.
- 자극을 느끼는 상태가 어떠한지를 살피며 물의 온도 및 압력, 실행 속도, 횟수 등을 조절한다.
- 실행 중에 어지럼증, 구토 등 예상치 못한 반응이 나타나면 즉시 중단한다.
- 실행 후 발가락과 손가락 사이, 겨드랑이, 사타구니 등은 수건으로 꼼꼼히 닦고, 그 이외 부위는 양손으로 물기를 훑어낸 후 저절로 마르게 한다.
- 실행 후 따뜻한 양말과 옷을 입고 활발하게 움직여 몸에서 열이 나게 한다. 5~15분 후에도 체온이 정상화 되지 않으면 따뜻한 차와 물주머니, 이불 등으로 열을 보충한다.

실행 규칙

- 적용할 물붓기의 필요성과 방법을 설명한다.
- 발등, 발가락, 손 등에 손을 대고 체온을 살피면서 문진을 통해 대상자의 상태를 (예,금기대상 여부 등) 사전에 확인한다.
- 냉수법 물붓기를 할 때는 항상 "숨을 들이쉬세요."라고 하면서 차가운 자극을 미리 대비하게 하고 "계속해서 편안하게 숨쉬세요."라고 말한다.
- 물붓기를 실행할 때 물이 피부에서 이격되어 흐르는 우산현상[*]이 생기지 않도록 장신구, 옷, 양말, 실내화 등을 벗도록한다.
- 온·냉수법은 온수법→냉수법→온수법→냉수법 순서로 실행한다.
- 가슴, 팔·가슴, 팔·가슴·등, 눈, 얼굴 물붓기를 제외한 모든 냉수법과 온·냉수법은 발바닥 냉수 물붓기로 마무리한다.
- 실행을 마치고 나면 활발한 움직임으로 몸에서 열이 나게 하거나, 약 30분~1시간 정도 몸을 따뜻하게 한 상태로 휴식을 취한다.

➡ 물붓기는 옷을 입지 않은 상태로 실행하는 게 가장 효과적이다. 하지만 노출에 대한 심리적 부담이 있다면 피부에 밀착되는 옷으로 피부를 최소한 가린다.

금기대상

한랭알레르기 및 한랭과민성(냉수법) 감각마비

---

[*] 빗물이 우산에 떨어져 옆으로 흘러내려 가버리는 현상

열과민증(온수법)	외상·욕창·출혈·화상부위
말초순환장애	수술용 실이 남은 부위
말초신경질환	감기
감염성질환	오한 및 냉증
레이노현상	발열 및 열병
급성염증	월경
하지정맥류(온수법)	컨디션 난조

물붓기 종류와 금기대상

종류	금기대상
무릎 물붓기, 골반 물붓기	신장질환, 방광질환, 척추·허리 통증
팔 물붓기, 어깨 물붓기, 가슴 물붓기, 팔·가슴 물붓기, 팔·가슴·등 물붓기	협심증, 관상동맥경화증, 심장 스텐트 시술자 천식, 손·팔 저림, 팔·어깨 신경통
가슴 밑 물붓기, 뒷면 물붓기, 전신 물붓기	신장질환, 방광질환, 협심증 관상동맥경화증, 심장 스텐트 시술자, 천식
눈 물붓기, 얼굴 물붓기	안구질환, 안면신경마비
허리 물붓기	민감 피부
목 물붓기	갑상선기능항진증, 감성 피부 4분 이상 허리·고개를 숙이지 못하는 자
번개 물쏘기	심장 및 혈관질환, 중증의 질병, 쇠약증, 민감 피부

물온도에 따른 요법분류

냉수법

차갑고 짧은 자극은 온도조절 및 신진 대사에 반사작용을 유도하여 항상성을 강화해 면역력을 키운다. 심리적으로 맑고 상쾌한 느낌은 활기를 증진시킨다.

온·냉수법

냉수와 온수의 온도 차이를 이용해 냉수법보다 더 강한 자극을 전달하는 방법이다. 혈관의 수축이완을 자극해 탄력성을 높혀 혈류량을 증가시킨다.

온수법

따뜻한 자극은 혈관확장기능을 높혀 혈류량을 증가시킬 뿐만 아니라 근육 이완과 근골계 손상된 부위의 치유를 촉진시킨다.

---

* '무릎 위'와 '오금 위'는 무릎 또는 오금에서 위로 약 10cm 정도를 의미한다.

무릎 물붓기

발가락에서부터 무릎 위까지* 냉수 및 온·냉수로 자극하는 치유법이다.
다리에 흐르는 혈류 순환을 촉진해 하복부장기를 자극하고, 신체에 열을
발생하게 하는 효과가 있다.

효과

면역력을 강화한다.

혈액 순환을 촉진한다.

혈압을 안정시킨다.

다리 정맥을 강화한다.

골반 장기를 강화한다.

두통·편두통을 완화한다.

수면에 도움을 준다.

적용대상

혈액 순환장애, 고혈압, 두통·편두통, 정맥장애, 수면장애

금기대상

신장 및 방광질환, 쇼윈도우병, 척추질환, ·하지정맥류(온수법 불가)

대상자 자세

치유사를 등지고 가림막 앞에 선다.

실행 순서 및 방법

냉수법

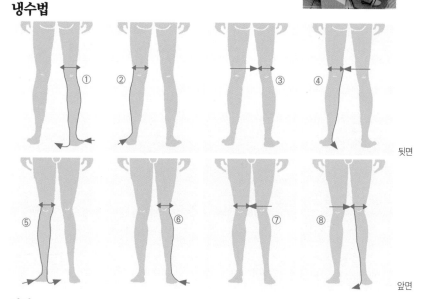

뒷면

앞면

☞ 왼쪽이나 오른쪽으로 방향이 바뀌는 표시

뒷면

(1) 오른쪽 새끼 발가락 → 오금 위(3회 반복) → 발꿈치☞왼쪽 새끼 발가락 → 오금
위(3회 반복)☞오른쪽 오금 위(3회 반복)☞왼쪽 오금 위(3회 반복) → 발꿈치

앞면

(2) 오른쪽 새끼 발가락 → 무릎 위(3회 반복) → 발꿈치☞왼쪽 새끼 발가락 → 무릎
위(3회 반복)☞오른쪽 무릎 위(3회 반복)☞왼쪽 무릎 위(3회 반복) → 발꿈치

뒤로 돌아서

(3) 오른 발바닥↰왼쪽 발바닥

온·냉수법

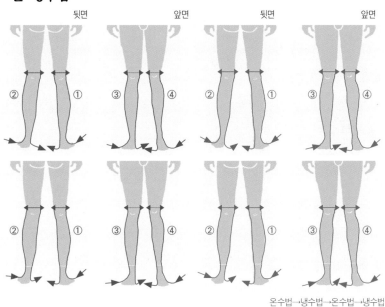

뒷면　　　　　　앞면　　　　　　뒷면　　　　　　앞면

온수법→냉수법→온수법→냉수법

온수법

뒷면

(1) 오른쪽 새끼 발가락 -> 오금 위(12회 반복) -> 발꿈치↰왼쪽 새끼 발가락 -> 오금
위(12회 반복) -> 발꿈치

앞면

(2) 오른쪽 새끼 발가락 -> 무릎 위(12회 반복) -> 발꿈치↰왼쪽 새끼 발가락 -> 무릎

위(12회 반복) → 발꿈치

냉수법

뒷면

(3) 오른쪽 새끼 발가락 → 오금 위(3회 반복) → 발꿈치☞왼쪽 새끼 발가락 → 오금 위(3회 반복) → 발꿈치

앞면

(4) 오른쪽 새끼 발가락 → 무릎 위(3회 반복) → 발꿈치☞왼쪽 새끼 발가락 → 무릎 위(3회 반복) → 발꿈치

온수법

(5) (1), (2)와 같은 순서로 실행한다.

냉수법

(6) (3), (4)와 같은 순서로 실행한다.

뒤로 돌아서

(7) 오른쪽 발바닥☞왼쪽 발바닥

주의사항

■ 물이 상체로 튀지 않게 한다.

골반 물붓기

발가락에서부터 골반까지 냉수와 엉덩이 부위까지 자극을 주기 때문에 셀루라이트* 제거에 도움이 된다.

효과

혈압을 안정시킨다.

복부 장기기능을 강화한다.

고관절 및 다리관절에 도움을 준다.

다리근육의 긴장 및 요통을 완화한다.

좌골염증 및 좌골신경통에 도움을 준다.

온·냉수법은 방광기능을 강화한다.

적용대상

혈액 순환장애, 가벼운 동맥순환장애, 정맥장애,

골반염증, 치질, 셀루라이트, 수면장애

금기대상

신장 및 방광질환, 척추질환, 하지정맥류(온수법불가)

---

* 다리나 엉덩이에 생기는 울퉁불퉁한 살

대상자 자세

치유사를 등지고 가림막 앞에 선다.

실행 순서 및 방법

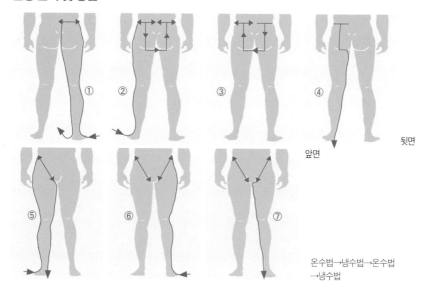

앞면

뒷면

온수법→냉수법→온수법
→냉수법

냉수법

뒷면

(1) 오른쪽 새끼 발가락 -> 엉덩이 상부(3회 반복) -> 허벅지 -> 발꿈치☞왼쪽 새끼
발가락 -> 엉덩이 상부(3회 반복) -> 허벅지☞오른쪽 허벅지 -> 엉덩 이 상부(3회
반복) -> 허벅지☞왼쪽 허벅지 -> 엉덩이 상부 (3회 반복) -> 허벅지 -> 발꿈치

앞면

(2) 오른쪽 새끼 발가락 -> 사타구니에서 옆구리(3회 반복) -> 허벅지 -> 발꿈치☞
왼쪽 새끼 발가락 -> 사타구니에서 옆구리(3회 반복) -> 허벅지☞오른쪽 허벅지

-> 사타구니에서 옆구리(3회 반복) -> 허벅지☞왼쪽 허벅지 -> 사타구니에서

옆구리(3회 반복) -> 허벅지 -> 발꿈치

뒤로 돌아서

(3) 오른 발바닥☞왼쪽 발바닥

온·냉수법

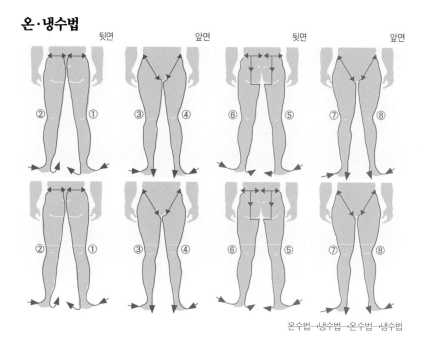

온수법→냉수법→온수법→냉수법

온수법

뒷면

(1) 오른쪽 새끼 발가락 -> 엉덩이 상부(12회 반복) -> 허벅지 -> 발꿈치☞왼쪽 새끼

발가락 -> 엉덩이 상부(12회 반복) -> 허벅지 -> 발꿈치

앞면

(2) 오른쪽 새끼 발가락 → 사타구니에서 옆구리(12회 반복) → 허벅지 → 발꿈치☞

　　왼쪽 새끼 발가락 → 엉덩이 상부(12회 반복) → 허벅지 → 발꿈치

냉수법

뒷면

(3) 오른쪽 새끼 발가락 → 엉덩이 상부(3회 반복) → 허벅지 → 발꿈치☞왼쪽 새끼

　　발가락 → 엉덩이 상부(3회 반복) → 허벅지 → 발꿈치

앞면

(4) 오른쪽 새끼 발가락 → 사타구니에서 옆구리(3회 반복) → 허벅지 → 발꿈치☞

　　왼쪽 새끼 발가락 → 엉덩이 상부(3회 반복) → 허벅지 → 발꿈치

온수법

(5) (1), (2)와 같은 순서로 실행한다.

냉수법

(6) (3), (4)와 동일하게 실행한다.

뒤로 돌아서

(7)오른 발바닥☞왼쪽 발바닥 후 마무리한다.

주의 사항

■ 생식기 부분에 물이 튀지 않게 한다.

가슴 밑 물붓기

발가락에서부터 가슴 아래(앞면)와 어깨뼈 아래(뒷면)까지 냉수와 온·냉수로 자극하는 치유법이다. 가슴 밑 물붓기 중에서 배 물붓기는 복부에 있는 장기를 강화하는 효과가 있다.

효과

혈액 순환을 촉진한다.

혈압을 안정시킨다.

육체 및 정신적으로 활기가 생긴다.

기분이 상쾌해 진다.

적용대상

혈액 순환장애, 정맥장애, 체온조절장애, 수면장애

금기대상

신장 및 방광질환, 관상동맥경화증. 심장 스텐트 시술자, 손·발 저림, 협심증, 천식, 하지정맥류(온수법 불가)

대상자 자세

치유사를 등지고 가림막 앞에 선다.

실행 순서 및 방법

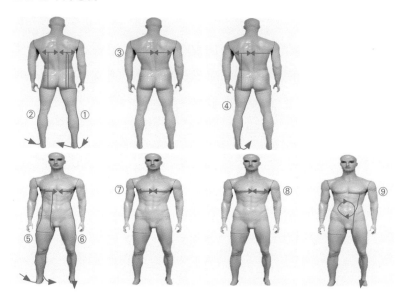

냉수법

뒷면

(1) 오른쪽 새끼 발가락 → 어깨뼈 밑(3회 반복) → 발꿈치☞왼쪽 새끼 발가락 → 왼쪽 어깨뼈(3회 반복)☞오른쪽 어깨뼈 밑(3회 반복)☞왼쪽 어깨뼈 밑(3회 반복) → 발꿈치

앞면

(2) 오른쪽 새끼 발가락 → 가슴 밑(3회 반복) → 엄지 발가락☞왼쪽 새끼 발가락 → 가슴 밑(3회 반복)☞오른쪽 가슴 밑(3회 반복)☞ 왼쪽 가슴 밑(3회 반복) → 배꼽 주위 원(3바퀴) 그리기 → 엄지 발가락

뒤로 돌아서

(3) 오른 발바닥☞왼쪽 발바닥

온·냉수법

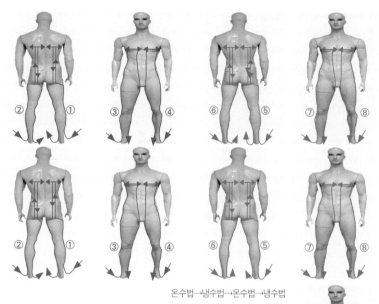

온수법→냉수법→온수법→냉수법

온수법

뒷면

(1) 오른쪽 새끼 발가락 → 어깨뼈 밑(12회 반복) → 발꿈치

　☞ 왼쪽 새끼 발가락 → 왼쪽어깨뼈(12회 반복) → 발꿈치

앞면

(2) 오른쪽 새끼 발가락 → 가슴 밑(12회 반복) → 엄지 발가락☞왼쪽 새끼 발가락 →

　가슴 밑(12회 반복) → 엄지 발가락

냉수법

뒷면

(3) 오른쪽 새끼 발가락 → 어깨뼈 밑(3회 반복) → 발꿈치☞왼쪽 새끼 발가락 → 왼쪽 어깨뼈(3회 반복) → 발꿈치

앞면

(4) 오른쪽 새끼 발가락 → 가슴 밑(3회 반복) → 엄지 발가락☞왼쪽 새끼 발가락 → 가슴 밑(3회 반복) → 엄지 발가락

(5) (1), (2)와 같은 순서로 실행한다.

냉수법

뒷면

(6) (3)과 같은 순서로 실행한다.

앞면

(7) 오른쪽 새끼 발가락 → 젖가슴 밑(3회 반복) → 엄지 발가락☞왼쪽 새끼 발가락 → 젖가슴 밑(3회 반복)☞배꼽 주위 원(3바퀴) 그리기 → 엄지 발가락

뒤로 돌아서

(8) 오른 발바닥☞왼쪽 발바닥

주의 사항

■ 배꼽을 중심으로 반지름 4~5cm 크기원형(시계 방향) 물붓기를 세번한다. 대상자 유방이 큰 경우 양해를 구한 다음에 손으로 들어올리며 물붓기를 한다.

뒷면 물붓기

몸 뒷면 전체를 냉수와 온·냉수로 자극하는 치유법이다. 몸의 뒷면은 앞면에 비해 물온도에 덜 민감하기 때문에 전신 물붓기보다 자극이 약하다. 따라서 전신 물붓기의 강한 자극에 적응하기 위한 전 단계로 적합하다.

효과

혈액 순환을 촉진한다.

혈압이 안정된다.

육체 및 정신적으로 활기가 생긴다.

기분을 상쾌하게 해 준다.

수면에 도움이 된다.

적용대상

혈액 순환장애, 자율신경장애, 정맥장애, 수면장애

금기대상

협심증, 관상동맥경화증, 심장 스텐트 시술자, 손·발 저림, 천식,

신장 및 방광질환(급성 신장염 및 방광염 등).

대상자 자세

치유사를 등지고 가림막 앞에 선다.

냉수법

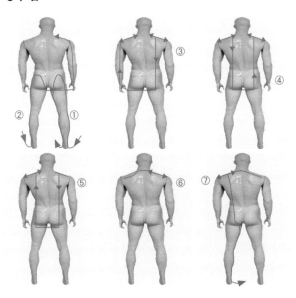

(1) 오른쪽 새끼 발가락 → 엉덩이 상부 → 발꿈치

(2) 왼쪽 새끼 발가락 → 엉덩이 상부 → 허벅지☞오른쪽 허벅지 → 손 → 어깨(3회
반복) → 허벅지☞왼쪽 허벅지 → 손 → 어깨(3회 반복) → 허벅지☞오른쪽 허벅지
→ 어깨(3회 반복) → 허벅지☞왼쪽 허벅지 → 어깨(3회 반복)☞오른쪽 어깨(3회
반복)☞왼쪽 어깨(3회 반복) → 허벅지 → 발꿈치

(3) 오른 발바닥☞왼쪽 발바닥

온·냉수법

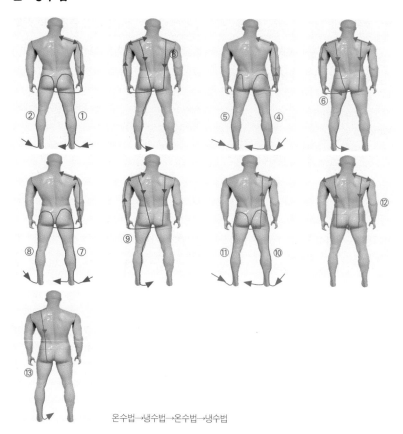

온수법→냉수법→온수법→냉수법

온수법

(1) 오른쪽 새끼 발가락 → 엉덩이 상부 → 발꿈치☞왼쪽 새끼 발가락 → 엉덩이 상부
→ 허벅지☞오른쪽 허벅지 → 손 → 어깨(12회 반복) → 허벅지☞왼쪽 허벅지 →
손 → 어깨(12회 반복) → 발꿈치

냉수법

(2) 오른쪽 새끼 발가락 → 엉덩이 상부 → 발꿈치☞왼쪽 새끼 발가락 → 엉덩이 상부 → 허벅지☞오른쪽 허벅지 → 손 → 어깨(3회 반복) → 허벅지☞왼쪽 허벅지 → 손 → 어깨(3회 반복) → 발꿈치

온수법

(3) (1)과 같은 순서로 실행한다.

냉수법

(4) 오른쪽 새끼 발가락 → 엉덩이 상부 → 발꿈치☞왼쪽 새끼 발가락 → 엉덩이 상부 → 허벅지☞오른쪽 허벅지 → 어깨(3회 반복) → 허벅지☞왼쪽 허벅 → 어깨(3회 반복) → 발꿈치

(5) 오른 발바닥☞왼쪽 발바닥

주의 사항

물이 상반신 앞쪽으로 넘어가지 않도록 한다.

전신 물붓기

목과 머리 부위를 제외한 몸 전체에 물붓기 요법을 충분히 경험한 대상자에게 적합하다. 키가 큰 대상자에게 실행할 때는 호스를 연필 쥐듯이 잡고 시작하여 엉덩이 아래 부분에서 호스 끝이 하늘을 향하게 바꿔 잡는다. 강한 자극으로 인한 저체온 현상이 나타날 때는 온수법 전신 담그기를 실행해 체온을 높혀 준다.

효과

신체 장기를 강화한다.

전신 근육이 이완된다.

육체 및 정신적으로 활기가 생긴다.

기분을 상쾌하게 해 준다.

수면에 도움이 된다.

적용대상

혈액 순환장애, 고혈압, 정맥장애, 수면장애

금기대상

협심증, 관상동맥경화증, 심장 스텐트 시술자,

신장 및 방광질환, 손·발 저림, 천식

대상자 자세

치유사를 등지고 가림막 앞에 선다.

실행 순서 및 방법

냉수법

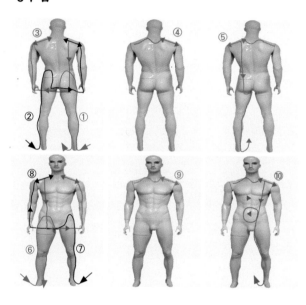

뒷면

(1) 오른쪽 새끼 발가락 -〉 엉덩이 상부 -〉 발꿈치☞왼쪽 새끼 발가락 -〉 엉덩이 상부
허벅지☞오른쪽 허벅지 -〉 손 -〉 어깨(3회 반복) -〉 허벅지☞왼쪽 허벅지 -〉 손 -〉
어깨(3회 반복) -〉 목(U자 모양)☞오른쪽 어깨(3회 반복) -〉 목(U자 모양)☞왼쪽
어깨(3회 반복) -〉 발꿈치

앞면

(2)오른쪽 새끼 발가락 –〉 골반 –〉 허벅지 –〉 엄지 발가락☞왼쪽 새끼 발가락 –〉
골반 –〉 허벅지☞오른쪽 허벅지 –〉 손 –〉 어깨(3회 반복) –〉 허벅지☞왼쪽 허벅
지 –〉 손 –〉 어깨(3회 반복) –〉 목(U자 모양)☞오른쪽 어깨(3회 반복) –〉 목(U자
모양)☞왼쪽 어깨(3회 반복) –〉 배꼽 주위 원(3바퀴) 그리기 –〉 엄지 발가락

뒤로 돌아서

(3)오른 발바닥☞왼쪽 발바닥

온·냉수법

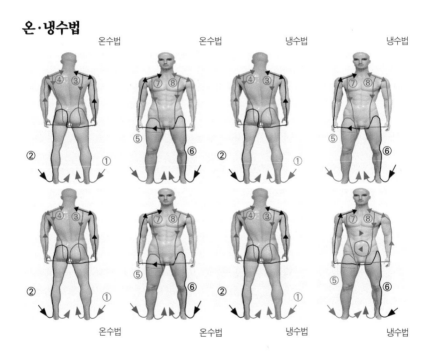

온수법→냉수법→온수법→냉수법

온수법

뒷면

(1) 오른쪽 새끼 발가락 –> 엉덩이 상부 –> 발꿈치☞왼쪽 새끼 발가락 –> 엉덩이 상부 –> 허벅지☞오른쪽 허벅지 –> 손 –> 어깨(12회 반복) –> 허벅지☞왼쪽 허벅지 –> 손 –> 어깨(12회 반복) –> 발꿈치

앞면

(2) 오른쪽 새끼 발가락 –> 골반 –> 허벅지 –> 엄지 발가락☞왼쪽 새끼 발가락 –> 골반 –> 허벅지☞오른쪽 허벅지 –> 손 –> 어깨(12회 반복) –> 허벅지☞왼쪽 허벅지 –> 손 –> 어깨(12회 반복) –> 엄지 발가락

냉수법

뒷면

(3) 오른쪽 새끼 발가락 –> 엉덩이 상부 –> 발꿈치☞왼쪽 새끼 발가락 –> 엉덩이 상부 –> 허벅지☞오른쪽 허벅지 –> 손 –> 어깨(3회 반복) –> 허벅지☞왼쪽 허벅지 –> 손 –> 어깨(3회 반복) –> 발꿈치

앞면

(4) 오른쪽 새끼 발가락 –> 골반 –> 허벅지 –> 엄지 발가락☞왼쪽 새끼 발가락 –> 골반 –> 허벅지☞오른쪽 허벅지 –> 손 –> 어깨(3회 반복) –> 허벅지☞왼쪽 허벅지 –> 손 –> 어깨(3회 반복) –> 엄지 발가락

온수법

(5) (1), (2)와 같은 순서로 실행한다.

냉수법

뒷면

(6) (3)과 같은 순서로 실행한다.

앞면

(7) 오른쪽 새끼 발가락 → 골반 → 허벅지 → 엄지 발가락☞왼쪽 새끼 발가락 →

골반 → 허벅지☞오른쪽 허벅지 → 손 → 어깨(3회 반복) → 허벅지☞왼쪽 허벅지

→ 손 → 어깨(3회 반복) → 배꼽 주위 원(3바퀴) 그리기 → 엄지 발가락

뒤로 돌아서

(8) 오른 발바닥☞왼쪽 발바닥

주의사항

■ 목에는 뇌와 연결된 혈관과 신경들이 피부 가까이에 있어서 물이 튀지 않게 해야

한다. 냉수법으로 할 때는 목 부위를 U자 모양으로 아래로 우회한다.

■ 어깨 부위를 실행할 때 물의 2/3는 몸의 뒷면으로 그리고 1/3은 몸의 앞면으로

흐르게 한다.

팔 물붓기

손끝에서부터 팔 위까지 냉수 및 온·냉수로 자극하는 치유법이다. 기분을 상쾌하게 해 주는 심리적 효과가 강해 피로와 스트레스 해소에 적합하다. 보통 얼굴 물붓기와 함께 실행한다.

효과

심장·폐 혈액 순환 기능을 강화한다.

혈압을 안정시킨다.

수면에 도움이 된다.

적용대상

혈액 순환장애, 정맥장애, 수면장애

금기대상

협심증, 관상동맥경화증, 심장 스텐트 시술자,

천식, 손·발 저림, 팔·어깨 신경통

대상자 자세

치유사를 마주 보고 상체를 숙인 다음, 얼굴은 지면과 수평하게 유지하고 양 손은 가림막 손잡이를 잡는다.

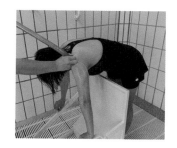

실행 순서 및 방법

냉수법

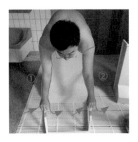

(1) 오른쪽 새끼손가락 –〉 어깨(3회 반복) –〉 엄지손가락 ☞ 왼쪽 새끼손가락 –〉

　어깨(3회 반복) –〉 엄지손가락

(2) (1)과 같은 순서로 실행한다.

온·냉수법

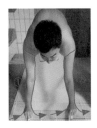 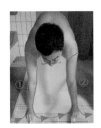 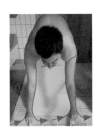 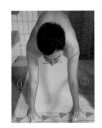

온수법→냉수법→온수법→냉수법

(1) 오른쪽 새끼손가락 –〉 어깨(12회 반복) –〉 엄지손가락 ☞ 왼쪽 새끼손가락 –〉 어깨

　(12회 반복) –〉 엄지손가락

냉수법

(2) 오른쪽 새끼손가락 →〉 어깨(3회 반복) →〉 엄지손가락 ☞ 왼쪽 새끼손가락 →〉

  어깨(3회 반복) →〉 엄지손가락

온수법

(3) (1)과 같은 순서로 실행한다.

냉수법

(4) (2)와 같은 순서로 실행한다.

주의사항

■ 물이 팔 이외 다른 부위로 튀지 않게 한다. 특히 목이나 가슴에 튀지 않도록 한다.

■ 대상자 팔이 굵으면 물 압력을 높여서 물이 팔 전체를 충분히 덮으며 흘러내릴

  수 있게 한다.

어깨 물붓기

손끝에서부터 어깨 부위까지 냉수와 온·냉온수로 자극하는 치유법이다.
실행할 팔을 손잡이 아래로 늘어뜨려 어깨 부위까지 물붓기를 하기 때문
에 자극의 강도가 팔 물붓기에 비해 크다. 기분을 상쾌하게 해 주는 심리
적 효과가 강해 피로와 스트레스 해소에 적합하다. 보통 얼굴 물붓기와
함께 실행한다.

효과

혈압을 안정시킨다. 정신을 맑게 해 준다.

수면에 도움을 준다.

적용대상

혈액 순환장애, 정맥장애, 수면장애

금기대상

팔·어깨 신경통, 손·발저림, 협심증, 관상동맥경화증, 심장스텐트 시술자, 천식

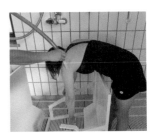

대상자 자세

치유사를 마주 보고 상체를 숙여, 얼굴은 지면과
수평하게 유지하고, 가림막 손잡이를 잡은 다음 물
붓기를 실행할 팔은 힘을 뺀 상태로 늘어뜨린다.

실행 순서 및 방법

냉수법

(1) 오른쪽 새끼손가락 -> 어깨 뼈 부위(3회 반복) -> 엄지손가락☞왼쪽 새끼
손가락 -> 어깨 뼈 부위(3회 반복) -> 엄지손가락

(2) (1)과 같은 순서로 실행한다.

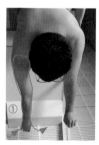 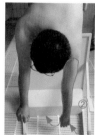 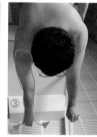 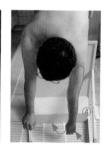

온·냉수법

온수법

(1) 오른쪽 새끼손가락 -> 어깨뼈 부위(12회 반복) -> 엄지손가락☞왼쪽 새끼손가락
-> 어깨뼈 부위(12회 반복) -> 엄지손가락

냉수법

(2) 오른쪽 새끼손가락 -> 어깨뼈 부위(3회 반복) -> 엄지손가락☞왼쪽 새끼손가락
-> 어깨뼈 부위(3회 반복) -> 엄지손가락

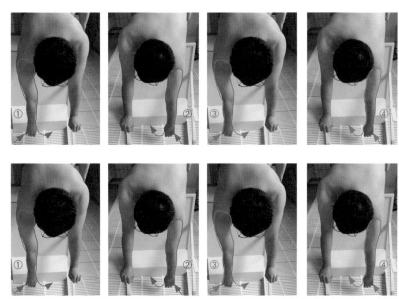

온수법→냉수법→온수법→냉수법

온수법

(3)(1)과 같은 순서로 실행한다.

냉수법

(4)(2)와 같은 순서로 실행한다.

주의사항

■ 실행하는 팔은 앞쪽으로 늘어뜨려서 옆구리로 물이 흐르지 않게 한다.

■ 물이 팔 이외 다른 부위로 튀지 않게 한다.

■ 특히, 목이나 가슴에 튀지 않게 한다.

가슴 물붓기

심장과 폐의 기능을 집중적으로 강화하고자 할 때 가슴에 냉수와 온·냉수 자극을 주는 치유법이다. 심장 가까이에 물붓기를 하는 것이라 대상자의 호흡을 세심히 관찰해야 한다. 자극이 강하다고 느끼면 실행 속도를 높혀 자극을 줄인다.

효과

심장·폐 혈액 순환 기능을 강화한다.

피로와 기력 회복에 도움이 된다.

수면에 도움을 준다.

적용대상

혈액순환장애, 심장·폐 기능 저하, 저혈압, 만성피로, 수면장애

금기대상

손·발 저림, 팔·어깨 신경통, 협심증, 관상동맥경화증, 심장 스텐트 시술자, 천식,

대상자 자세

치유사를 마주보고 선 다음 몸을 수그린다. 얼굴을 들고 양손은 가림막 손잡이를 주먹을 쥐듯이 잡는다.

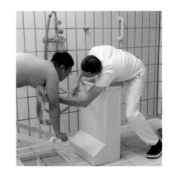

실행 순서 및 방법

냉수법

(1)
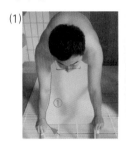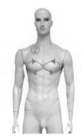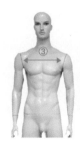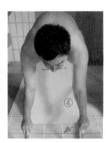

오른쪽 엄지손가락 –〉 겨드랑이 –〉 가슴(∞모양 2회) –〉 가슴 위 부위(좌우 2회) –〉

왼쪽 겨드랑이 –〉 엄지손가락

온·냉수법

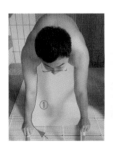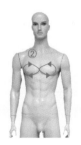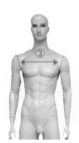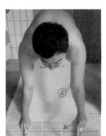

온수법→냉수법→온수법→냉수법

온수법

(1) 오른쪽 엄지손가락 –〉 겨드랑이 –〉 가슴(∞모양 6회) –〉 가슴 위(좌우 6회) –〉 왼쪽 겨드랑이 –〉 엄지손가락

냉수법

(2) 오른쪽 엄지손가락 –〉 겨드랑이 –〉 가슴(∞모양 2회) –〉 가슴 위(좌우 2회) –〉 왼쪽 겨드랑이 –〉 엄지손가락

온수법

(3) (1)과 같은 순서로 실행한다.

냉수법

(4) (2)와 같은 순서로 실행한다.

주의사항

- 하체와 얼굴에 물이 튀지 않게 한다.
- 가슴에 물붓기를 할 때 호스 끝이 대상자 피부에 닿지 않도록 한다.
- 유방이 크면 호스 끝을 살짝 눌러 물의 압력을 높인다.

팔·가슴 물붓기

팔과 가슴에 냉수와 온·냉수 자극하는 치유법으로 심장과 폐 기능을 집중적으로 강화한다. 팔이 포함되어 가슴 물붓기에 비해 심장에 미치는 자극이 더 강하다. 따라서 실행할 때 대상자의 호흡 상태를 잘 살펴야 한다.

효과
심장·폐 혈액 순환 기능을 강화한다.
피로와 기력 회복에 도움이 된다.
수면에 도움이 된다.

적용대상
혈액 순환장애, 심장·폐 기능 저하, 정맥장애, 만성피로, 수면장애

금기대상
손·발 저림, 팔·어깨 신경통, 협심증, 관상동맥경화증, 심장 스텐트 시술자, 천식,

대상자 자세
치유사를 마주보고 선 다음 몸을 수그린다. 얼굴을 들고 양손은 가림막 손잡이를 주먹을 쥐듯이 잡는다.

실행 순서 및 방법

냉수법

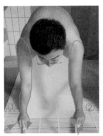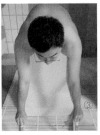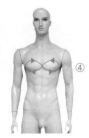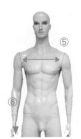

(1) 오른쪽 새끼손가락 → 어깨 → 엄지손가락 → 왼쪽 새끼손가락 → 어깨 → 엄지손가락

(2) 왼쪽 엄지손가락 → 겨드랑이 → 가슴(∞모양 2회) → 가슴 위(좌우 2회) → 오른쪽 겨드랑이 → 엄지손가락

온·냉수법

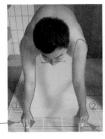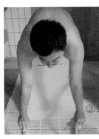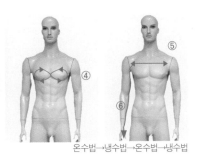

온수법 → 냉수법 → 온수법 → 냉수법

온수법

(1) 오른쪽 새끼손가락 –> 어깨 –> 엄지손가락☞왼쪽 새끼손가락 –> 어깨 –> 엄지손
    가락

(2) 왼쪽 엄지손가락 –> 겨드랑이 –> 가슴(∞모양 6회) –> 가슴 위(좌우 6회) –> 오른쪽
    겨드랑이 –> 엄지손가락

냉수법

(3) 오른쪽 새끼손가락 –> 어깨 –> 엄지손가락☞왼쪽 새끼손가락 –> 어깨 –> 엄지손
가락

(4) 왼쪽 엄지손가락 –> 겨드랑이 –> 가슴(∞모양 2회) –> 가슴 위(좌우 2회) –>
    오른쪽 겨드랑이 –> 엄지손가락

온수법

(5) (1), (2)와 같은 순서로 실행한다.

냉수법

(6) (3), (4)와 같은 순서로 실행한다.

주의사항

- 하체와 얼굴에 물이 튀지 않게 한다.
- 유방이 크면 호스 끝을 살짝 눌러 물의 압력을 높인다.
- 유방 부위와 가슴 위 물붓기를 할 때는 호스 끝이 대상자 피부에 닿지 않게 한다.

팔·가슴·등 물붓기

심장과 폐의 기능을 집중적으로 강화하고자 할 때 팔, 가슴, 등을 냉수와
온·냉수 자극하는 치유법이다. 등이 포함되어 척추신경에도 자극이 미친
다. 그래서 자극이 약한 팔 물붓기부터 적용단계를 거치도록 한다. 다른 물
붓기와 달리 치유사가 대상자 우측에서 실행해야 호스가 엉키지 않는다.

효과

심장·폐 혈액 순환 기능을 강화한다.

피로와 기력 회복에 도움이 된다.

수면에 도움이 된다.

적용대상

혈액 순환장애, 심장·폐 기능 저하, 정맥장애, 만성피로, 수면장애

금기대상

협심증, 심장 스텐트 시술자, 천식, 손·발 저림, 팔·어깨 신경통

대상자 자세

치유사가 측면에서 실행할 수 있도록 상체를 숙인
후, 얼굴은 지면과 수평하게 유지하고 양손은 가림
막 손잡이를 잡는다.

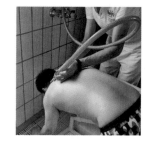

실행 순서 및 방법

냉수법

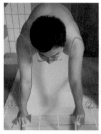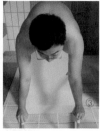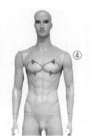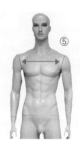

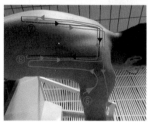

오른쪽 등 -> 왼쪽 등 -> 오른쪽 등 -> 왼쪽 등 -> 오른팔로 내려와 마무리(오른쪽 등, 왼쪽 등은 척추와 옆구리 사이를 일컫는다.

(1) 오른쪽 새끼손가락 -> 어깨 -> 엄지손가락☞왼쪽 새끼손가락 -> 어깨 -> 엄지 손가락

(2) 왼쪽 엄지손가락 ->겨드랑이 ->가슴(∞모양2회) -> 오른쪽 등(좌우2회)

(3) 오른쪽 겨드랑이- 〉어깨뼈 -> 오른쪽 등(좌우2회)-〉 어깨뼈☞왼쪽 어깨뼈 -〉 왼쪽 등(좌우2회) ->어깨뼈☞오른쪽 어깨뼈 -> 왼쪽 등(좌우2회)-〉 어깨뼈☞ 왼쪽 어깨뼈->왼쪽 등(좌우2회)-〉어깨뼈-☞오른쪽 어깨뼈 -> 엄지손가락

온·냉수법

온수법

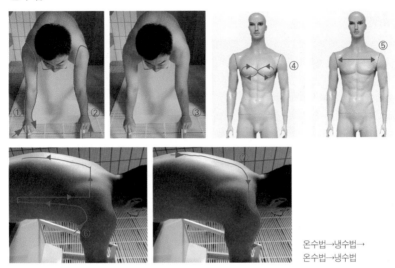

온수법→냉수법→
온수법→냉수법

(1) 오른쪽 새끼손가락 –> 어깨 –> 엄지손가락☞왼쪽 새끼손가락 –> 어깨 –> 엄지손가락

(2) 왼쪽 엄지손가락 –> 겨드랑이 –> 가슴(∞모양 6회) –> 가슴 위(좌우 6회)

(3) 오른쪽 겨드랑이 –> 어깨뼈 –> 오른쪽 등(좌우2회)–> 어깨뼈☞왼쪽 어깨뼈 –>

왼쪽 등(좌우2회)–>어깨뼈☞오른쪽 어깨뼈 –> 왼쪽 등(좌우2회)–> 어깨뼈☞왼쪽

어깨뼈–>왼쪽 등(좌우2회)–>어깨뼈☞오른쪽 어깨뼈 –> 엄지손가락

냉수법

(4) 오른쪽 새끼손가락 –> 어깨 –> 엄지손가락☞왼쪽 새끼손가락 –> 어깨 –> 엄지손

가락

(5) 왼쪽 엄지손가락 –> 겨드랑이 –> 가슴(∞모양 2회) –> 가슴 위(좌우 2회)

(6) 오른쪽 겨드랑이 –> 어깨뼈 –> 오른쪽 등(좌우2회)–> 어깨뼈☞왼쪽 어깨뼈 –> 왼쪽 등(좌우2회)–> 어깨뼈☞오른쪽 어깨뼈 –> 엄지손가락

온수법

(7) (1), (2), (3)과 같은 순서로 실행한다.

냉수법

(8) (4), (5), (6)과 같은 순서로 실행한다.

주의사항

- 하체와 얼굴에 물이 튀지 않게 한다.
- 유방이 크면 호스 끝을 살짝 눌러 물 압력을 높인다.
- 가슴과 가슴 위 물붓기를 할 때는 호스가 대상자 피부에 닿지 않게 한다.
- 등 물붓기 때는 호스를 잡지 않은 손으로 오른쪽 어깨 위와 왼쪽 어깨 위를 번갈 아 막아 물이 다른 부위로 흐르지 않게 한다. 오른쪽 등에서 물붓기할 때는 물이 왼쪽 등으로 흐르지 않게 하고, 왼쪽 등에 물붓기를 할 때는 물이 오른쪽 등으로 흐르지 않게 한다.

얼굴 물붓기

냉수 자극 치유법으로 얼굴의 혈액 순환을 원활하게 하고, 기분을 상쾌하게 해주는 효과가 있다. 두뇌활동을 많이 하는 사람에게 적합하고, 피부탄력을 강화하는 효과가 있어서 "얼굴 주름제거 피 미용법"이라고도 불린다.

효과

얼굴 혈액 순환을 촉진한다.

얼굴 피부 탄력을 강화시킨다.

집중력이 향상된다.

적용대상

두통·편두통, 얼굴 근육 긴장, 혈액 순환장애로 인한 빈혈증상,

집중력 저하, 스트레스 ,눈 피로감

금기대상

안질환, 안면신경마비, 부비동염

대상자 자세

치유사를 마주 보고 상체를 숙인 다음, 얼굴은 지면과 45° 각도를 유지하고 양손은 가림막 손잡이를 잡는다.

실행 순서 및 방법

냉수법

(1) 오른쪽 관자놀이 -> 왼쪽 관자놀이 -> 오른쪽 눈썹 -> 뺨 -> 턱 끝 -> 관자놀이

(2) 왼쪽 관자놀이 -> 눈썹 -> 뺨 -> 턱 끝 -> 관자놀이

(3) 얼굴 윤곽선 -> 오른쪽 관자놀이

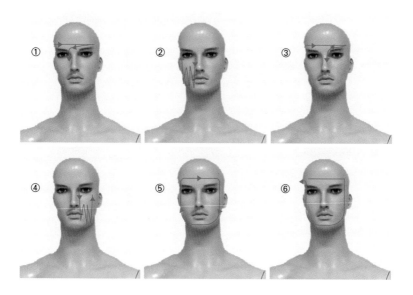

주의사항

■ 콘택트렌즈를 착용하지 않는다.

■ 입을 벌린 상태로 숨을 쉬게 한다.

■ 목 아래 부위로 물이 튀지 않게 한다.

■ 코와 입으로 물이 들어가지 않게 한다.

눈 물붓기

눈 주위를 냉수로 자극하는 치유법이다. 눈 주위의 혈액 순환을 촉진시켜
주기 때문에 피로한 눈을 회복하는데 적합하다. 물온도는 미지근하게 느
껴질 정도로 조절하고, 물 압력은 얼굴 물붓기보다 약하게 한다.

효과

눈의 혈액 순환을 촉진한다.

눈 근육의 긴장을 완화한다.

눈의 피로를 풀어준다.

적용대상

눈 근육의 긴장, 눈 피로감

금기대상

안질환, 안면신경마비, 부비동염

대상자 자세

치유사를 마주 보고 상체를 숙인 다음, 얼굴
은 지면과 45° 각도를 유지하고 양손은 가림
막 손잡이를 잡는다.

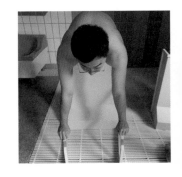

실행 순서 및 방법

냉수법

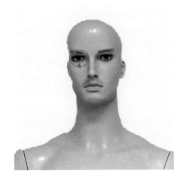 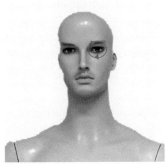

(1) 오른쪽 눈 주위 시계 방향 원(3바퀴) 그리기 ☞ 왼쪽 눈 주위 시계 방향 원(3바퀴)

그리기

주의사항

■ 자극이 강하지 않도록 온도를 미지근하게 조절한다.

■ 실행 전 양쪽 눈동자를 좌우로 돌리는 준비 운동을 한다.

■ 실행 후 수건으로 얼굴을 가볍게 닦는다.

허리 물붓기*

물온도를 조금씩 높이며 자극하는 치유법으로 허리의 뭉친 근육을 풀어 통증을 치유한다. 피부온도와 비슷한 물온도로 시작하여 대상자가 참을 수 있을 정도의 물온도까지 높인다. 뜨거운 물을 치유 부위에 집중적으로 전달하는 방법이다.

약 40°C까지는 피부가 높은 온도에 적응하는 예열 단계이며, 40°C 이상부터 실질적 치유 효과가 발생한다. 실행 시간은 4분이며 10초 간격으로 1°C 올려 43°C가 될 정도까지 점진적으로 상승시킨다. 치유 부위 피부가 빨갛게 변하는 표피충혈 반응이 나타난다.

효과

혈관 및 림프순환을 원활하게 해 준다.

요추·허리 부위의 근육을 이완하고, 통증을 완화한다.

적용대상

요추 부위 근육 긴장·경련과 통증

---

* 허리 물붓기 위치는 흉추 12번 부위로 꼬리뼈에서 약 15~20cm 위이다.

민감성 피부, 욕창, 열 알레르기

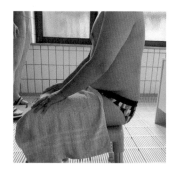

대상자 자세

다리를 모으고 발바닥이 바닥에 닿도록 의자
높이를 조절한 후 치유사를 등지고 앉는다.
뜨거운 물이 다리로 흐르지 않게 엉덩이를
약간 의자 밖으로 빼서 앉는다.

실행 순서 및 방법

점진적 온수법

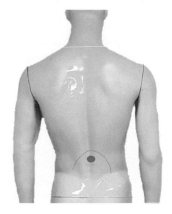
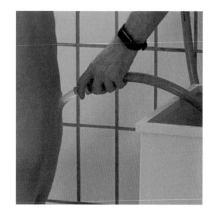

(1) 손 바닥으로 치유 부위 피부온도를 확인하고, 물온도를 피부온도와 비슷하게
맞춘다.

(2) 호스 끝은 손으로 잡고 호스를 가림막에 걸쳐 고정한 다음 물이 치유 부위 전체를 덮고 흐르게 한다.

(3) 치유 부위 피부온도와 같은 물온도부터 시작해서 약10초 간격으로 천천히 온도를 높여 대상자가 참을 수 있을 정도의 물온도까지 상승시킨다. 호스를 잡지 않은 손으로 조절기를 돌려 온도를 높이고 온도를 높일 때마다 뜨겁지 않은지 반복해서 물어본다.

(4) 뜨거워 중단하고 싶어하는 온도에서 약 15초 정도 더한 다음에 마무리한다.

(5) 수건으로 치유 부위를 잘 닦은 다음 오일을 발라 건조하지 않게 한다.

(6) 따뜻한 양말과 옷을 입은 후 이불을 덮고 15~30분 정도 휴식을 취한다

주의사항

■ 발바닥이 바닥에 닿도록 의자 높이를 조절한다.

■ 다른 부위로 물이 튀면 뜨거워서 통증을 느낄 수 있다.

■ 물붓기를 실행하는 동안 대상자는 움직이면 안 된다. 높은 온도에 적응 안 된 부위는 순간 통증을 느낄 수 있다.

목 물붓기*

물온도를 조금씩 높이며 자극하는 치유법으로 뭉친 근육을 풀어 통증을 치유한다. 피부온도와 비슷한 물온도로 시작하여 대상자가 참을 수 있을 정도의 물온도까지 높인다. 뜨거운 물로 해당 부위를 집중적으로 치유하는 요법이다. 일반적으로 약 40°C까지는 피부가 높은 온도에 적응하는 예열 단계이며, 40°C 이상부터 실질적 치유 효과가 발생한다.

실행 시간은 4분이며 10초 간격으로 물온도를 1°C씩 올려 43°C 정도까지 높인다. 치유 부위 피부가 빨갛게 변하는 표피 충혈 반응이 나타난다.

효과

혈관 및 림프순환을 원활하게 해 준다.

목·어깨부위 근육을 이완한다.

목·어깨부위 통증을 완화한다.

편두통이 완화된다.

적용대상

목 부위 근육 긴장·경련과 통증, 어깨부위 근육긴장·경련과 통증, 편두통

---

* 목 물붓기 위치는 흉추 6번 부위로 목에서 아래로 약 15~20cm이다.

금기대상

갑상선기능항진증, 민감성 피부, 열 알레르기

4분 이상 허리를 숙이지 못하는 사람, 고개를 숙였을 때 어지럼증을 느끼는 사람[*]

대상자 자세

치유사 앞에 몸의 측면이 보이게 상체를 숙이고, 얼굴은 지면과 45° 각도를 유지
하고, 등은 고양이처럼 약간 둥글게 들어올리고, 양손은 가림막 손잡이를 잡는다.

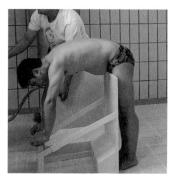 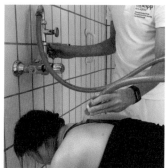

---

[*] 4분 이상 허리를 숙이지 못하는 사람, 얼굴을 숙였을 때 어지럼증을 느끼는 사람은
건초주머니를 이용한 목 감싸기로 대체 가능하다.

실행 방법 및 순서

점진적 온수법

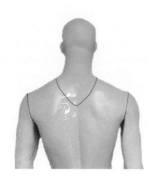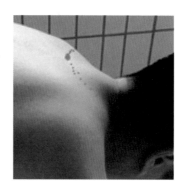

(1) 손바닥으로 목 부위 피부온도를 체크하고 물온도를 비슷하게 맞춘다.

(2) 오른손은 물온도를 조절하고, 왼손으로 호스를 연필 잡듯이 잡고 호스를 둥글게 구부려 왼팔에 올려놓아 고정시키고 물이 V자형으로 목과 어깨를 덮고 흐르게 한다.

(3) 4분 동안 약 10초 간격으로 1℃씩 물온도를 높여간다. 물온도가 높아질 때 마다 뜨겁지 않은지 물어 본다.

(4) 머리를 좌우로 천천히 돌리게 해서 물이 고르게 퍼지게 한다.

(5) 뜨거워서 중단하고 싶다고 하는 온도에서 15초 정도 물붓기를 더하고 마무리 한다.

(6) 수건으로 목 부위를 잘 닦은 다음 오일을 발라 피부가 건조하지 않게 한다.

(7) 따뜻한 양말과 옷을 입고 약 15~30분 정도 휴식을 취한다.

주의사항

■ 다른 부위로 물이 튀면 뜨거워 통증을 느낄 수 있다.

■ 물붓기를 실행하는 동안 대상자는 움직이면 안 된다. 높은 온도에 적응이 안 된 피부 부위는 순간 통증을 느낄 수 있다.

번개 물쏘기

팔과 머리를 제외한 몸의 뒷면에 온수와 물 압력으로 강한 자극을 주는
치유법이다. 척수 신경을 자극해 위, 신장과 같은 장기기능을 강화하는
효과가 있다. 물 압력은 물을 직분사해서 물기둥이 직선으로 뻗다가 끝
에서 살짝 구부러지는 정도가 적절하다. 물온도는 약 40°C 정도로 시작
하지만 치유사가 4~6미터 정도 떨어져서 물쏘기를 하기 때문에 피부에
닿는 실제 온도는 36~38°C 정도이다. 대상자가 물의 온도와 압력의 강한
자극을 충분히 견뎌 낼 수 있을 때 실행 가능하다.

효과

혈관 및 림프순환을 원활하게 해 준다.

위·심장 등 장기기능을 강화한다.

긴장된 근육을 이완한다.

경직된 관절을 완화한다.

마음이 안정 및 진정 된다.

적용대상

물의 온도 및 압력의 강한 자극을 소화할 수 있는 사람

금기대상

고혈압, 저혈압, 동맥경화증, 심장이 약한 경우, 중증 질병, 민감성 피부

대상자 자세

치유사로부터 약 4~6m 정도 멀리 떨어진 곳에서 45℃ 정도 양팔을 벌려 지지대를 잡고 등지고 선다.

실행 순서 및 방법

→(점선) : 집게 손가락으로 호스 노즐을 살짝 막아 물 압력을 약하게 한다.

→(실선) : 호스 노즐을 살짝 막지 않고 물의 압력을 강하게 한다.

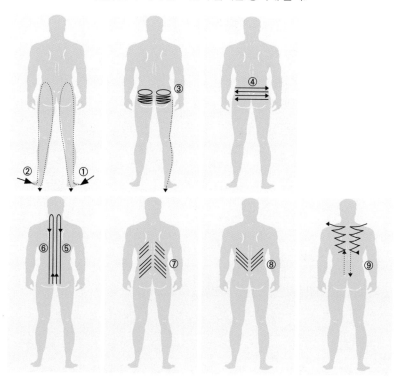

(1) 오른다리 → 왼다리 → 오른다리 → 오른쪽 엉덩이 → 왼쪽 엉덩이 → 양쪽 엉덩이 → 오른쪽 척추부위 → 왼쪽 척추부위 → 오른쪽 엉덩이 위 부분에서 어깨뼈 아래 → 왼쪽 엉덩이 위 부분에서 어깨뼈 아래 → 오른쪽 허리 → 왼쪽 허리 → 오른쪽 척추부위 → 오른쪽 날개뼈에서 목까지 → 오른쪽 척추부위 → 왼쪽 척추부위 → 왼쪽 날개뼈에서 목까지

(2) 뒷면 전체에 냉수가 분사되도록 뿌려 물붓기로 인해 확장된 정맥을 수축시킨다.

응용방법

대상자가 의자에 앉아서 번개 물쏘기를 받는 방법이다. 하지정맥류로 오래 서있을 수 없거나 어깨 부위에 집중적인 치유가 필요할 때 사용한다. 치유목적에 따라 전신 및 국소 부위에 응용할 수 있다.

주의사항

- 치유사가 물로 인해 화상을 입지 않도록 집게 손가락 끝을 밴드로 감싼다.
- 대상자가 번개 물쏘기를 처음 받거나, 약한 압력도 강하게 느끼면 조절한다.
- 대상자가 수신호를 이용해 물 압력으로 인한 자신의 상태를 알리도록 한다.
- 몸의 윤곽선에서 물이 튕기면 통증을 유발할 수 있다.
- 머리, 생식기 부위, 멍이 있는 부위는 피한다.
- 목 부위 실행 시 턱을 약간 당기듯이 서서 고개를 숙이거나 움직이지 않는다.

마무리 물붓기

온수법 담그기 후 확장된 혈관을 수축시키기 위해 초 단위로 냉수 물붓기를 하는 방법이다. 확장된 피부 혈관을 수축시키고 체온을 정상화시키는 효과가 있다. 체온이 높은 상태에서 냉자극은 너무 강할 수 있기 때문에 먼저 얼굴과 심장 부위를 찬물로 적신 후 실행한다.

반신욕 후 마무리 물붓기

골반 냉수법 물붓기와 같은 방법으로 실행한다. 선을 긋듯이 아주 빠른 속도로 실행한다. 엉덩이 상부와 사타구니에서 3회 반복하는 물붓기 과정은 생략한다.

실행 순서 및 방법

(1) 얼굴과 심장 부위를 차가운 물로 적신다.

뒷면

(2) 오른쪽 새끼 발가락 → 엉덩이 상부 → 허벅지 → 발꿈치☞왼쪽 → 엉덩이 상부 → 허벅지☞오른쪽 허벅지 → 엉덩이 상부 → 허벅지☞왼쪽 허벅지 → 엉덩이 상부 → 허벅지 → 발꿈치

앞면

(3) 오른쪽 새끼 발가락 → 사타구니에서 옆구리 → 허벅지 → 발꿈치☞왼쪽 새끼 발가락 → 사타구니에서 옆구리 → 허벅지☞오른쪽 허벅지 → 사타구니에서

옆구리 –> 허벅지☞왼쪽 허벅지 –> 사타구니에서 옆구리 –> 허벅지 –> 발꿈치

뒤로 돌아서

(4) 오른 발바닥☞왼쪽 발바닥

3/4 담그기 후 마무리 물붓기

가슴 밑 물붓기(74쪽 참조)와 같은 방법으로 선을 긋듯이 빠르게 실행한다. 어깨뼈와 유방 아래에서 3회 반복하는 물붓기 과정은 생략한다.

실행 순서 및 방법

(1) 얼굴과 심장 부위를 차가운 물로 적신다.

뒷면

(2) 오른쪽 새끼 발가락 –> 어깨뼈 밑 –> 발꿈치☞왼쪽 새끼 발가락 –> 왼쪽 어깨뼈☞

　　오른쪽 어깨뼈 밑☞왼쪽 어깨뼈 밑 –> 발꿈치

앞면

(3) 오른쪽 새끼 발가락 –> 가슴 밑 –> 엄지 발가락☞왼쪽 새끼 발가락 –> 가슴 밑☞

　　오른쪽 가슴 밑☞왼쪽 가슴 밑 –> 배꼽 주위 원 그리기 –> 엄지 발가락

뒤로 돌아서

(4) 오른 발바닥☞왼쪽 발바닥

전신 담그기 후 마무리 물붓기

전신 물붓기(82쪽 참조)와 같은 방법으로 실행한다. 선을 긋듯이 빠르게 실행하고, 어깨 부위에서 3회 반복하는 물붓기 과정은 생략한다.

실행 순서 및 방법

(1) 얼굴과 심장 부위를 차가운 물로 적신다.

뒷면

(2) 오른쪽 새끼 발가락 -> 엉덩이 상부 -> 발꿈치☞왼쪽 새끼 발가락 -> 엉덩이 상부 허벅지☞오른쪽 허벅지 -> 손 -> 어깨 -> 허벅지☞왼쪽 허벅지 -> 손 -> 어깨 -> 목(U자 모양)☞오른쪽 어깨 -> 목(U자 모양)☞왼쪽 어깨 -> 발꿈치

앞면

(3) 오른쪽 새끼 발가락 -> 골반 -> 허벅지 -> 엄지 발가락☞왼쪽 새끼 발가락 -> 골 반 -> 허벅지☞오른쪽 허벅지 -> 손 -> 어깨 -> 허벅지☞왼쪽 허벅지 -> 손 -> 어깨 -> 목(U자 모양)☞오른쪽 어깨 -> 목(U자 모양)☞왼쪽 어깨 -> 배꼽 주위 원 그리기 -> 엄지 발가락

뒤로 돌아서

(4) 오른 발바닥☞왼쪽 발바닥

천감싸기

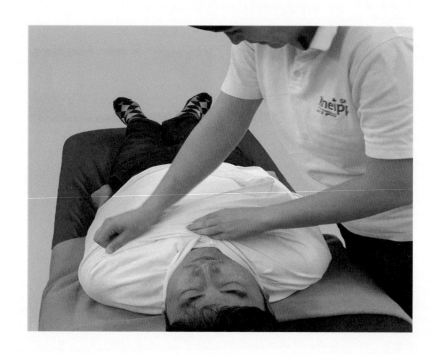

천감싸기 개요

수세기 동안 다양한 질병을 완화하고 신체의 자가 치유능력과 면역체계 강화에 사용된 전통적인 치유법이다. 증상에 따라 몸에 열을 넣거나 빼앗기 위해 냉·온수나 물에 식초 또는 소금을 섞어 천으로 몸을 감싸는 요법이다. 치유식물의 추출액이나 진흙, 감자, 겨자, 양파 등을 첨가제로 사용한다.

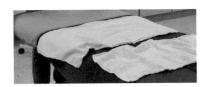 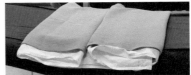

감싸기 천
천은 용도에 따라서 속 천, 중간 천, 겉 천으로 분류된다.

이름	종류	용도
속 천	린넨	물이나 첨가제를 넣은 물에 적셔 감싸는데 사용한다.
중간 천	면	속 천의 온도를 보호한다.
겉 천	울	물기를 머금지 않는 재질로 속천과 중간천의 습기가 피부에 잘 머물 수 있도록 해 준다.

감싸기에서는 치유 부위에 따라 적합한 크기의 천을 선택한 다음 정확하게 접는 준비과정이 중요하다. 천 크기를 선택하는 것과 접는 방법이 잘못되면 감싸기할 때 어려움이 발생할 뿐만 아니라 치유 효과도 떨어진다.

감싸는 천의 크기는 아래 표와 같으며, 감싸는 신체 부위의 천 너비는 항상 울 너비를 기준으로 결정한다.

종류	울 너비	천의 종류 및 크기	
종아리 감싸기	무릎 밑 → 발목	린넨	30cm x 70cm
		면	36cm x 70cm
		울	34cm x 70cm
몸통 감싸기	겨드랑이 → 허벅지 위	린넨	80cm x 190/210cm
어깨 감싸기	귀밑 → 손목	면	86cm x 190/210cm
		울	84cm x 190/210cm
가슴 감싸기	겨드랑이 → 갈비뼈 밑	린넨	40cm x 190/210cm
배 감싸기	늑골궁 → 허벅지 위	면	46cm x 190/210cm
무릎 감싸기	무릎에서 한 뼘 위 → 한 뼘 아래	울	44cm x 190/210cm
다리 감싸기	허벅지 위쪽 → 발 +발바닥의 1/2	린넨	80cm x 100/130cm
		면	86cm x 100/130cm
		울	84cm x 100/130cm
팔 감싸기	겨드랑이 → 손 + 손의 1/2	린넨	80cm x 80/100cm
		면	86cm x 80/100cm
		울	84cm x 80/100cm
목 감싸기	목덜미 부위	린넨	10cm x 60cm 2겹
		면	16cm x 60cm
		울	14cm x 60cm

* 천을 접을 때 린넨은 울보다 0.5~1cm 짧게, 면은 울보다 2cm 길게 접는다.

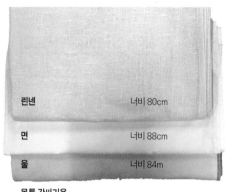
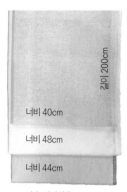

린넨	너비 80cm	너비 40cm	길이 200cm
면	너비 88cm	너비 48cm	
울	너비 84m	너비 44cm	

몸통 감싸기용
어깨 감싸기용

가슴 감싸기용
배 감싸기용

천감싸기 공통 사항

기본 원칙

- 실행 전 화장실을 다녀오게 한다.
- 냉법 감싸기할 때는 몸이 따뜻해야 한다.
- 감싸기 효과를 높이기 위해 따뜻한 차를 마시게 한다.
- 치료 목적에 따라 감싸는 부위가 정확해야 한다.
- 실행할 때는 베개를 받치고 이불을 덮어 편안하게 해 준다.
- 차가운 공기가 유입되는 것을 막기 위해 감싸기 천의 위아래 부분을 팽팽하게 당겨 천과 피부 사이에 틈이 생기지 않게 한다.
- 냉·온법 감싸기할 때는 속천(린넨) 온도와 감싸는 시간을 정확하게 맞춘다.
- 젖은 린넨은 물기가 없을 정도로 최대한 힘있게 짠다. 물기가 많은 린넨으로 감싸면 차갑거나 따뜻하게 하는 기능에서 역현상이 일어난다.

- 울이 피부에 닿지 않도록 면은 울보다 길게 준비한다.
- 감싸기를 마친 후 30분 정도 몸을 따뜻하게 한 상태에서 안정을 취한다 .

기본 효과

혈액 순환을 촉진한다.	신진 대사가 원활해진다.
혈압을 조절한다.	염증을 완화한다.
자율신경을 자극한다.	근육을 이완시킨다.
심장기능을 강화한다.	통증을 완화한다.
심리적인 안정감을 준다.	스트레스를 완화한다.
면역력을 증진한다.	

금기대상

압박에 대한 공포심

급성염증

피부 외상, 하지정맥류 : 냉법 감싸기 가능

고열(오한) : 종아리 감싸기 가능(해열 목적)

작용 기전

냉법 감싸기와 온법 감싸기의 작용기전에 영향을 미치는 요소는 신체 부위, 온도(냉/온), 시간, 첨가제 등이다.

냉법 감싸기

린넨을 차가운 물에 적셔 물기가 없도록 짜낸 후 치유 부위를 감싸는 방 법이다. 신체 온도를 순간적으로 낮춰 내부에서 열을 발생시키는 목적으로 사용한다.

(1) 몸으로부터 열을 빼앗는 요법

고열일 때 체온을 낮추기 위해 린넨을 차가운 물에 적셔 팔, 종아리, 염증 부위에 감싸기를 한다. 린넨이 차갑지 않다고 느끼면 풀었다가 새롭게 감싸는 과정을 여러 차례 반복해 열을 빼앗는다.

(2) 몸에서 열을 발생하게 하는 요법

차가운 린넨이 피부에 닿으면 냉자극과 함께 혈관이 수축하는 현상이 발생하고, 그와 동시에 우리 몸에서는 체온을 정상화하려는 항상성으로 신체 내부에서 더 많은 열이 발생한다. 실행 시간은 최대 30분으로 감싼 린넨이 차갑다는 느낌이 사라지면 푼다.

(3) 몸에 열을 보호해 주는 요법

댐으로 물을 막는 것처럼 냉법 감싸기로 몸에서 열이 나오지도 들어가지도 않게 하는 방법이다. 자주 감기에 걸리거나 호흡기질환이 있는 사람에게 도움이 된다. 실행 시간은 45분~90분 정도이다.

(4) 땀을 내게 하는 요법[*]

90분~120분 정도 차가운 린넨으로 전신 감싸기를 해서 땀이 나게 하는 요법이다. 감싸기를 마친 후 15분 정도 지나면 몸의 항상성에 의해 차갑다는 느낌은 사라진다. 그리고 1시간 30분에서 2시간 이후부터 온몸에서 땀이 나기 시작하는데 그때부터 20~30분 더 감싸기를 한 다음에 풀도록 한다.

온법 감싸기

온법 감싸기는 열이 몸에 머물러 있게 하는 치유법이다. 주로 경련 방지, 근육 이완, 거담을 목적으로 배 감싸기와 가슴 감싸기에서 사용한다. 관절염이나 혈관 수축으로 혈액 흐름이 원활하지 않을 때에도 적용한다.

린넨을 끓는 물에 적셔 물기를 짠 다음 감싸기에 사용한다. 몸에 전달되는 따뜻한 자극은 뇌, 신경계, 근육을 이완시키고, 신체 표면의 혈관확장과 함께 혈액 순환을 촉진하고 세포에 더 많은 산소와 영양소를 공급한다. 신체 내부에서는 장기의 움직임이 활발해질 뿐만 아니라 신진 대사가 원활하게 이루어진다.

---

[*] Resi Meier, *Praktische Kneipp-Anwendung*, Oesch Verlag, 2011, pp. 27~41

천감싸기 종류

감싸기하는 신체 부위는 치유목적에 따라 달라지며, 증상에 적합한 감싸기로 온도와 시간을 조절하고, 첨가제를 사용할 수 있다.

종류	적용대상	금기대상	온법	냉법
종아리 감싸기	고열, 염증, 종아리 근육 뭉침	오한		○
무릎 감싸기	염좌, 류마티스 관절염	압박에 대한 공포심	○	
다리 감싸기	다리나 발목 부종 무릎 관절염 하지정맥류(냉법 가능) 혈액 순환장애(온법 가능)	오한 급성 요로 감염	○	○
팔 감싸기	팔 근육·관절 통증	오한	○	○
배 감싸기	소화기관 장애, 이유 없이 배가 아플 때 배탈이 났을 때	압박에 대한 공포심 급성염증	○	○
가슴 감싸기	급성 기관지염, 오한, 가슴 통증, 가래가 생길 때		○	○
어깨 감싸기	기관지염, 오한, 기침		○	
목 감싸기	급성 목염증, 목감기 가벼운 갑상선 염증 인두 및 후두 염증	감기 열이 오를 때	○	○
몸통 감싸기	스트레스, 변비, 소화기관 장애, 대사 증후군, 배에 가스가 찼을 때, 위장 장애	압박에 대한 공포심 급성염증		○
뜨거운 롤 수건 마사지	근육 뭉침, 호흡기가 안 좋은 사람 오십견, 류마티스 관절염	발열 급성염증	○	
증기 흡입법	여드름이나 피부 트러블, 천식, 감기 알레르기 비염	공황장애	○	

종아리 감싸기

냉법 종아리 감싸기

무릎 밑에서 발목까지 종아리 부위를 감싸 열을 빼앗는 치유법이다.
10~15분 정도 지난 후 속천으로 사용하는 린넨이 따뜻하다고 느껴지면
푼다. 어린 아이에게 적용할 때는 린넨을 피부온도보다 2~3도 낮은 차가
운 물에 적셔 사용하고, 자주 손을 넣어 린넨에 찬기가 있는지 확인한다.
고열을 내리는 목적으로 할 때는 5~7회 반복한다.

효과

해열 작용을 한다.

다리 근육을 이완시켜 준다.

염증을 완화한다.

적용대상

고열, 종아리 근육 뭉침, 염증

금기대상

오한

실행 순서 및 방법

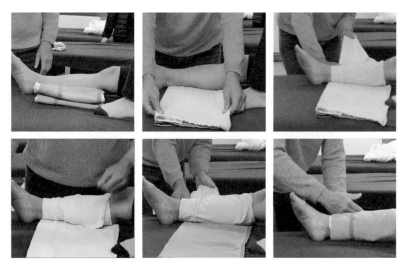

(1) 누운 상태로 무릎 밑에서 발목까지 울 너비를 잰다.

(2) 울 너비를 기준으로 면 너비는 0.5~1cm 크게 접는다.

(3) 울과 면의 접힌 부분이 발목을 향하게 해서 종아리 안쪽에 놓는다.

(4) 다리를 들게 한 다음 (3)을 펼친다.

(5) 린넨을 차가운 물에 적셔 물기를 짠 다음 (4) 위에 놓고 펼쳐서 린넨, 면, 울 순으로
   감싼다.

(6) 열을 빼앗는 요법이기 때문에 감싼 린넨이 차가운지 여부를 계속 확인한다.

(7) 감싸기를 마친 후 대상자를 5~10분 정도 침대에서 쉬게 한다.

준비물

린넨, 면, 울, 물 1L

진흙 종아리 감싸기

진흙을 첨가제로 사용하는 종아리 감싸기는 염증을 완화하고, 붓기를 가라앉히고, 열을 빼앗는 효과가 있다. 물에 적신 린넨 위에 망사를 깔고 진흙을 발라 종아리를 감싼 후 면과 울 순서로 감싸기한다. 진흙을 바른 망사에 새로운 망사를 덮어 감싸면 떼어낼 때 편리하다. 진흙 농도는 망사에 바를 때 잘 퍼지는 정도가 적합하다. 진흙 벽돌을 사용할 때는 하루 전에 잘게 부셔서 물에 담가 놓는다.

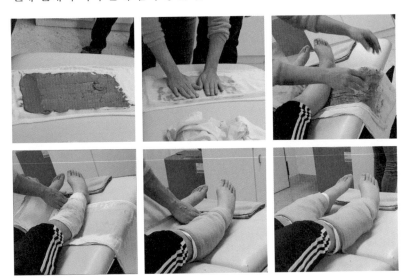

➡ 피부가 너무 건조한 사람은 실행 후 보습한다.

준비물

린넨, 면, 울, 물 1L, 진흙, 망사 2개

무릎 감싸기

온법 무릎 감싸기

허벅지 중간부터 종아리 중간까지(무릎을 중심으로 한뼘 위, 한뼘 아래 정도)
를 감싸 따뜻한 열을 넣어주는 치유법이다.

효과

혈액 순환을 촉진한다.	신진 대사가 원활해진다.
혈압을 조절한다.	염증을 완화한다.
자율신경을 자극한다.	심장 기능을 강화한다.
심리적인 안정감을 준다.	교감 및 부교감 신경을 조절한다.
면역력을 증진한다.	

적용대상

염좌, 류마티스 관절염

금기대상

압박에 공포심, 급성염증

실행 순서 및 방법

(1) 누운 상태에서 허벅지 중간부터 종아리 중간까지 울 너비를 잰다.

(2) 감싸기 천의 접은 부분을 발쪽으로 향하게 한 다음 다리 안쪽에 놓는다.

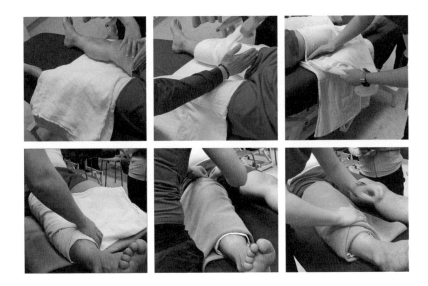

　이때 종아리와 무릎이 감싸기 천 중앙에 오게 한다

(3) 다리를 들어 감싸기 천을 모두 펼친 다음 허벅지 중간 부위를 충분히 감쌀 수
　　있는지 천 너비를 확인한다.

(4) 왼손으로 감싸기 천의 끝부분을 잡고 오른손을 이용해 린넨, 면, 울 순으로
　　감싸기를 실행한 후 남는 천은 고정하기 위해 다리 밑으로 밀어 넣는다.

(5) 종아리 부위는 허벅지 부위보다 가늘기 때문에 천이 여유롭다. 따라서 X자
　　모양이 되도록 접으면서 단단하게 감싼다.

(6) 양 무릎을 감싼 후 1시간에서 1시간 30분 정도 쉬도록 한다.

준비물

린넨, 면, 울, 이불, 베개

건초주머니 무릎 감싸기

건초주머니(137쪽 참조)를 이용해 무릎을 감싸는 요법이다. 감싸기 천의 길이는 대상자마다 다를 수밖에 없다. 따라서 무릎 위에 올린 건초주머니가 충분히 덮일 수 있을 정도로 천 너비를 여유가 있게 잡는다.

건초주머니의 한쪽 모서리를 잡고 흔들면 건초 내용물이 아래로 쏠린다. 그 상태의 건초주머니를 무릎 위에 올려놓고 잡았던 모서리를 안으로 넣어 삼각형 모양을 만든다. 면으로 감싸기를 한 후 무릎에 고무천을 올리고 울로 감싸면 온기가 오래 지속된다.

효과

혈액 순환을 촉진한다.	신진 대사가 원활해진다.
혈압을 조절한다.	염증을 완화한다.
자율신경을 자극한다.	근육을 이완시켜 준다.
심장 기능을 강화한다.	통증을 완화한다.
심리적인 안정감을 준다.	스트레스를 완화한다.
교감 및 부교감 신경을 조절한다.	

적용대상

염좌, 류마티스 관절염

압박에 공포심, 급성염증

실행 순서 및 방법

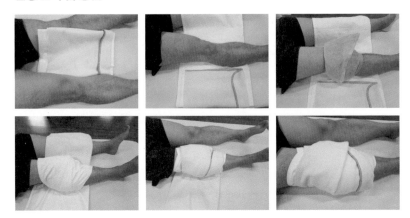

준비물

면, 건초주머니

건초주머니Heusack

건초(호이Heu) 주머니(Sack) (약40x30cm /330g)에는 늦은 여름부터 가을까지 자란 풀과 꽃을 발효시킨 천연 건초가 담겨 있다. 건초는 해발 800~900미터 지대에서 유기농으 로 재배한 것이 가장 좋다. 건초가 함유한 에센셜 오일과 쿠마린 Cumarin(건초고유향기) 성분을 따뜻한 물로 녹여 증발시키면 치유과정에서 대상자의 피부나 코로 흡수된다. 쿠마린은 특히 폐를 건강하게 하는 약성이 있다.[*]

건초주머니 치유법은 혈액 순환을 촉진하고, 근육을 이완시키며 신체의 중요 대사과정을 제어하는 자율신경계 반응을 증진시켜 신진 대사를 원활하게 한다. 찜통을 이용해 찌거나 전자레인지로 데워 사용할 수 있는데, 찜통을 이용할 때는 먼저 건초주머니에 물을 살짝 뿌린 다음 30분 정도 찐다. 전자레인지를 사용할 때도 물을 뿌리고 주물럭거려 물기가 골고루 스며들게 한다. 물기가 없는 상태의 건초주머니를 전자레인지에서 가열하면 불이 날 수 있다.

효능
간	해독 작용
어깨	오십견으로 인한 근육 이완, 염증 완화
배	변비 또는 생리통, 원인 모를 통증 완화
허리	허리 디스크로 인한 염증 완화
기타	혈액 순환, 피로회복, 폐 건강, 위장 장애 완화

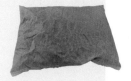

급성염증에는 사용불가

––––––––––

[*] https://shop.kneippverlag.de/gesundheitsprodukte /
kraeuterkissen/136/heusack

다리 감싸기

온·냉법 다리 감싸기

허벅지 윗부분부터 발끝까지 다리 전체를 감싸는 치유법이다. 울 너비는 울이 사타구니에서부터 발바닥을 감싸고 발등까지 덮힐 수 있도록 넉넉히 잡는다. 실행 시간은 15~20분 정도이지만, 무릎 관절염 치유가 목적인 경우 신체 내부의 체온을 높여주기 위해 실행 시간을 90분까지 늘릴 수 있다.

대상자가 감싸기를 한 상태에서 10분이 지나도 차가움을 느끼면 따뜻한 차를 마시게 하거나 물주머니를 이용해 열을 주입해 준다. 이러한 조치에도 불구하고 대상자가 차갑다는 느낌을 계속 받으면 감싸기 요법을 멈춘다.

효과

수면장애 해소에 도움을 준다.
냉법 감싸기는 열을 내리고, 염증과 하지정맥류를 완화한다.
온법 감싸기는 혈액 순환을 원활하게 한다.

적용대상

다리 및 발목 부종, 무릎 관절염, 하지정맥류, 혈액 순환장애

금기대상

오한, 급성 요로 감염

실행 순서 및 방법

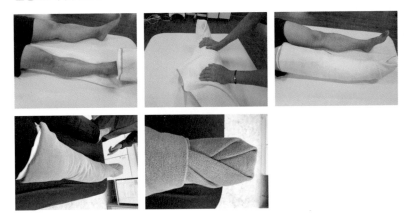

(1) 다리 전체에 외상은 없는지 또는 압박에 대한 두려움은 없는지 확인한다.

(2) 대상자가 누운 상태에서 허벅지 위쪽부터 발바닥을 지나 발등이 충분히 덮히는 정도로 울 너비를 잰다.

(3) 울과 면을 펼쳐놓은 상태에서 다리 감싸기를 하기 전에 너비가 적합한지 알기 위해 아래 세 가지를 확인해야 한다.

> ▶면과 울 너비가 발등을 충분히 덮을 수 있는 정도인가?

> ▶면과 울 길이가 허벅지 부분을 충분히 감쌀 수 있는가?

> ▶발뒤꿈치가 감싸기할 천의 중앙에 있는가?

(4) 다리를 감싸기 위해 접어놓은 린넨을 충분히 적셔 물기 없게 짠 다음 고무천으로 싼다.

(5) 발끝에 있는 천으로 발등을 덮는다. 왼손으로 발등에 덮힌 천을 누르고 오른손 으론 발 안쪽의 천을 잡고 바깥쪽을 향해 감싸면 발등에 주름 하나가 잡히고,

발뒤꿈치 부분에서 주름이 잡힌다. 왼손으로 발바깥쪽 천을 잡고 안쪽으로 감싼다. 이때도 발등과 뒤꿈치에서 주름이 하나씩 잡히고, 발등에는 V모양 주름이 생긴다.

⑹ 면, 울도 같은 방법으로 감싸기를 한다.

⑺ 실행하는 동안 너무 차갑지는 않은지 불편한 곳은 없는지 물어 본다.

⑻ 감싸기를 마치고 10분이 지나도 몸이 춥다고 느껴지는지 상태를 확인한다.
한기가 느껴지면 따뜻한 차를 마시게 하거나 따뜻한 물주머니를 몸에 대준다.

⑼감싸기를 마친 후 5~10분 정도 몸을 따뜻하게 하고 휴식을 취한다.

준비물

린넨, 면, 울, 물 1L, 고무천(온법 감싸기 용)

팔 감싸기

온·냉법 팔 감싸기

겨드랑이부터 손까지 팔 전체를 감싸는 치유법이다. 냉법 팔 감싸기는 염증이 있거나 림프에 문제가 있을 때 그리고 온법 감싸기는 동맥과 관절에 문제가 있을 때 적용한다.

효과

냉법 감싸기는 림프의 염증을 완화한다.

온법 감싸기는 관절 통증을 완화한다.

적용대상

팔의 근육 및 관절 통증

금기대상

오한

실행 순서 및 방법

(1) 누운 상태에서 겨드랑이부터 손가락 끝을 감싸고 손등까지 충분히 덮히도록 울 너비를 잰다.

(2) 울과 면을 펼친 상태에서 팔 감싸기 하기에 너비가 적합한지 알기 위해 아래 세 가지를 확인해야 한다.

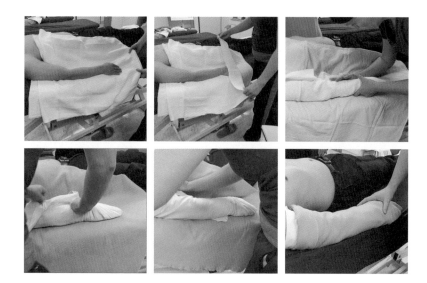

▶면과 울 너비가 손등을 충분히 감쌀 수 있는가?

▶면과 울 길이가 팔을 감싸기에 충분한가?

▶손이 감싸기할 천의 중앙에 있는가?

(3) 린넨도 (2)의 과정으로 한다.

(4) 손끝에 있는 천으로 손등을 덮는다. 왼손으로 손등을 덮은 천을 누르고 오른
   손으로는 손 안쪽의 천을 잡고 바깥쪽을 향해 감싼다. 그러면 손등과 손목
   부분에 주름이 잡힌다.

(5) 왼손으로 손 바깥쪽 천을 잡고 안쪽으로 감싸면 손등과 손목에 주름이 한 개씩
   잡힌다. 손등에는 V 모양의 주름이 생긴다.

(6) 면, 울도 같은 방법으로 감싸기한다.

(7) 감싸기가 끝나면 겨드랑이 쪽이 불편하지는 않은지 확인한다

(8) 감싸기를 마친 후 5~10분 정도 이불을 덮고 쉬게 한다.

준비물

린넨, 면, 울, 베개, 이불

배 감싸기

온·냉법 배 감싸기

갈비뼈가 시작되는 부위부터 허벅지 위가 덮힐 정도까지 배 전체를 감싸는 치유법이다. 별다른 이유 없이 배가 아프거나 배탈이 났을 때 사용한다. 울 너비는 가슴 밑에서부터 엉덩이 관절 아래로 손바닥 넓이만큼 내려 오게 준비한다. 치유시간은 40~45분 정도이지만 대상자의 몸상태에 따라 다르다.

효과

소화 기능을 촉진한다.

내장 기관의 기능을 강화한다.

적용대상

소화기관 장애, 이유 없이 배가 아플 때, 배탈이 났을 때

금기대상

압박에 공포심, 급성염증

실행 순서 및 방법

(1) 대상자를 눕게 한 다음 갈비뼈에서부터 허벅지 위까지 울 길이를 잰다.

(2) 냄비에 물을 받아 건초주머니를 절반 가량 담가 약 5분 정도 끓여 우려낸다.

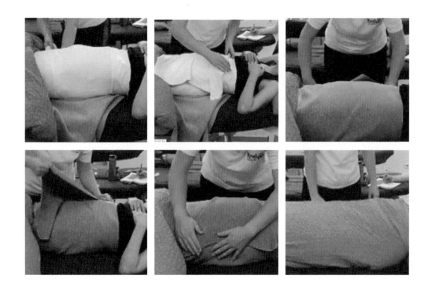

(3) 배 덮개용 린넨을 가로 3번, 세로 1번 접은 다음 집게로 잡아서 (2)의 물에 담근다.

(4) (3)의 린넨을 집게로 들어 올려 물을 뺀 후 미리 준비한 마른 린넨 위에 올려놓고 꽉 짠다.

(5) (4)를 고무천으로 감싼 후 미리 접어놓은 면과 울의 사이에 넣는다.

(6) 면과 울을 펼쳐 감싸기 준비를 마친 후 고무천으로 감싼 린넨을 꺼내 실행할 수 있는 적정 온도가 되도록 뒤척이며 식힌다.

(7) (6)의 린넨을 배 위에 올려놓은 후 면으로 감싸고 고무천을 배 위에 올려놓는다.

(8) (7) 전체를 울로 감싼다.

(9) 감싸기로 압박이 가해지면 배 위에 올린 린넨이 더 뜨겁게 느껴질 수 있어서 중간에 확인해야 한다.

(10) 실행을 마친 후 이불을 잘 덮고 40~45분 정도 휴식을 취한다.

준비물

건초주머니, 냄비, 집게, 고무 천, 배 감싸기 용 린넨 두 개, 면, 울, 이불, 베개

응용 **소금물 배 감싸기**

소금을 첨가제로 사용한 냉법 감싸기는 물로 하는 것보다 자극이 강한 만큼 몸에서 열이 발생하는 속도가 빠르다. 몸 안에 쌓여 있는 노폐물 배출에 효과적인 치유법이다.

준비물

계량컵, 양동이, 소금 3T, 물 1L, 배 감싸기 용 린넨, 면, 울, 이불, 베개

응용 **건초주머니 감싸기**

따뜻하게 데운 건초주머니로 간 부위를 감싸는 치유법이다.

효과

피로를 회복한다.

간의 해독 기능을 돕는다.

만성 피로, 스트레스

압박에 대한 공포심, 급성염증

실행 순서 및 방법

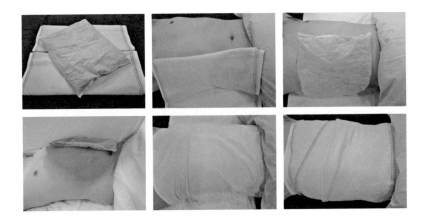

(1) 누운 상태로 가슴 부위부터 골반까지 울 너비를 잰다.

(2) 건초주머니에 물을 뿌려 찜통에서 30분간 찐다.

(3) 면의 길이는 울의 길이 보다 윗부분은 2cm, 아랫부분은 1cm 길게 한다.

(4) 따뜻한 건초주머니를 간 부위에 대고 면으로 감싼다.

(5) (4)에서 감싼 건초주머니 부분을 고무천으로 덮는다.

(6) (5)를 울로 감싼 후 이불을 잘 덮고 휴식을 취한다.

준비물

면, 울, 건초주머니, 찜기, 집게, 고무천, 물 1L

주의사항

건초주머니가 식지 않도록 빠른 속도로 감싼다.

가슴 감싸기

온·냉법 가슴 감싸기

치유목적에 따라 차가운 린넨과 따뜻한 린넨으로 감싸는 치유법으로 겨드랑이에서부터 갈비뼈 밑까지 감싼다. 통증 완화나 소화기관 자극이 목적일 때는 찬물에 소금이나 식초를 넣어 사용하고, 인위적으로 열을 넣어 주며 가래를 삭일 때는 백리향(Thymian) 같은 허브를 우려낸 따뜻한 물로 실행한다. 그 밖에 건초주머니, 양파, 양배추 등도 온법 감싸기의 첨가제로 사용할 수 있다.

효과

기관지 기능을 강화한다.

가래를 삭인다.

적용대상

급성 기관지염, 오한이 날 때, 가래가 생길 때, 가슴 통증

금기대상

공통 금기대상 참조

실행 순서 및 방법

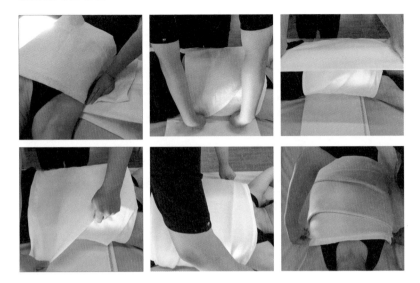

(1) 누운 상태에서 겨드랑이부터 갈비뼈 밑까지 울 너비를 잰다.

(2) 린넨을 집게로 잡고 뜨거운 백리향 물에 담근 후 물기를 짜서 미리 펼쳐 놓은 고무천으로 감싼다.(바로 채취한 백리향 3~4 줄기를 0.5리터 물에 넣어 10~15분 정도 끓인 후 1~2시간 우려낸다.)

(3) 접어놓은 울과 면을 펼쳐 놓고 고무천에서 따뜻한 린넨을 꺼내 식지 않도록 빠른 속도로 감싸며 뜨겁지는 않은지 계속 확인한다. 화상 위험을 사전에 예방하기 위해 뜨거움이 느껴지면 바로 말하게 한다.

(4) 린넨을 면으로 감싼 다음 식지 않도록 고무천으로 가슴을 덮는다.

(5) 울 감싸기를 마친 다음 양쪽 겨드랑이가 불편하거나 뜨겁지는 않은지 확인한다.

(6) 감싸기를 마친 후 5~10분 정도 이불을 덮고 휴식을 취한다.

준비물

면, 울, 건초주머니, 찜기, 집게, 고무천, 물 1L

응용 **겨자 가슴 감싸기**

호흡기에 문제가 있거나 기침 감기 증상이 시작될 때 겨자를 이용해 가슴 부위를 감싸는 치유법이다. 기관지염이 심한 환자에게 적용하면 안 된다. 팔, 무릎 감싸기에도 적용할 수 있다.

효과

호흡 기능을 강화한다.

폐 기능을 강화한다.

폐렴 증상을 완화한다.

적용대상

기관지염 초기단계, 기침 감기 기운이 있을 때

금기대상

공통 금기대상 참조

실행 순서 및 방법

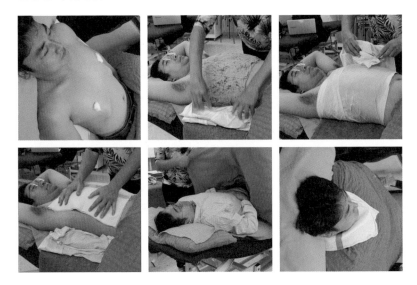

(1) 겨드랑이부터 갈비뼈 아래까지 울 너비를 잰다.

(2) 끓인 물 0.5리터를 양동이에 붓고 겨자를 넣어 잘 섞은 후 수건으로 덮어 10분 정도 둔다.

(3) (2)을 기다리는 동안 면과 울을 감싸기할 수 있도록 접고, 접힌 부분이 머리 쪽을 향하게 놓는다. 가슴 감싸기를 할 때보다 면과 울을 목으로 조금 올려서 펼친다.

(4) (2)에 0.5리터 차가운 물을 섞어 물온도를 40℃ 정도로 내린다.

(5) 양동이를 침대 가까이 놓고 린넨을 펼친 후 주름을 잡아가며 겨자물에 천천히 밀어 넣어 겨자가 고르게 묻게 한다.

(6) 양동이에 담겨진 린넨을 주물럭거려 공 모양으로 만들면서 물기를 짠다.

(7) 솜에 크림이나 로션을 묻혀 대상자 유두 위에 올려놓는다.

(8) (6)번 린넨을 가슴 폭만큼만 몸 옆에 펼친 후 바로 가슴 위에 올려놓는다.

(9) 겨자가 묻은 린넨이 등과 가슴에 고르게 펼쳐지도록 감싼다.

(10) 조금 불편하다는 느낌을 받더라도 면, 울 순서로 겨드랑이까지 올려서 감싼다.

(11) 겨자로 감싼 부위가 아주 뜨겁다고 느껴지면 바로 풀도록 한다.

(12) 풀 때는 면과 린넨의 겨자가 흘러내리지 않도록 안으로 말면서 한다.

(13) 5~15분 후 면과 울을 풀고 준비해 둔 젖은 수건 두 장으로 닦는다. 한 장으로는 가슴을 닦은 후 가슴에 올려놓고, 다른 한 장으로는 대상자를 앉게 해서 등을 닦는다. 닦은 수건을 헹구는 물온도는 38℃ 정도이다.

(14) (13)을 마친 다음 코로 매운 기운이 오지 않게 수건으로 목 주위를 감싼 다음 이불을 덮고 안정을 취한다.

준비물

린넨, 면, 울, 3T 겨자, 나무 주걱, 양동이, 끓인 물 1/2리터, 찬물 1/2리터, 얇은 수건 2장, 피부 크림이나 로션, 화장 솜

주의사항

■ 겨자는 자극이 강한 물질이라 피부에 화상을 입을 수 있어 조심히 다루어야 한다. 초반에는 따끔따끔하다는 느낌의 자극을 받지만, 시간이 지나면서 따갑고 뜨거운 느낌이 들 수 있다. 그럴 때는 바로 감싸기를 푼다.

■ 코가 맵다고 느껴지는 증상이 나타날 수 있음을 충분히 설명한다.

■ 빠르게 감싸고, 실행 시간은 5~15분 정도이며 30분까지 연장할 수 있다.

■ 특히 겨자가 묻어 있는 린넨은 안쪽으로 감아가면서 조심히 풀어야 한다.

백리향(Thymian)

약용 및 방향성 식물로 사용되는 백리향은 향신료로도 널리 알려져 있다. 야생 백리향은 스페인, 프랑스와 같은 지중해 국가에서 자생한다. 박하과에 속하고 바질, 로즈마리, 라벤더와 같은 류이다.

백리향은 살균 효과가 있어 순한 허브 항생제와 같다고 한다.

성분
티몰, 루테인, 제아잔틴, 티모닌등의 항산화, 항박테리아 성분, 비타민A, C, 구리, 철, 망간 등이 풍부하다.

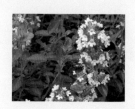

효능[*]
감기와 기침에 유용하다.
거담제, 진정제, 항균 및 면역체계를 강화한다.
천식 해소에 도움이된다.
여드름 치유에 도움이된다.
월경통, 방광염 완화에 도움이 된다.
소화불량 및 구취 해소에 도움이 된다.

활용
차로 마시거나 증기흡입, 감싸기, 목욕제 등의 보조제로 사용한다.

---

[*] https://www.thymian.info/

기타 첨가제

레터슈피츠(Retterspitz)
정제된 물, 레몬 오일, 각종 허브 오일, 와인 식초 등의 성분을 혼합한 것으로 혈관관련 이상 증상과 염증을 치유하는 효과가 있다. 특히 냉법 감싸기에서 물에 희석하여 린넨에 뿌린 후 열을 빼내는 치유법으로 사용한다.

호이블루멘(Heublumen)
야생에서 자란 다양한 꽃들을 베어 말린 호이(건초 Heu) 블루멘(꽃Blumen)은 통증을 완화하고, 경직된 근육을 이완하며, 혈류의 흐름을 원활하게 하는 작용을 한다. 호이블루 멘 한 줌을 작은 주머니에 넣어서 뜨거운 물에 10분 정도 우려낸 물에 린넨을 적셔 온법 감싸기를 한다.

이 외에 가문비 나뭇잎(Fichtennadel), 로즈마린(Rosmarin), 카모마일 (Kamille), 올바스(Olbas) 등 다양한 치유식물 추출액을 사용할 수 있다.

어깨 감싸기

온법 어깨 감싸기

기침이나 기관지염을 완화하기 위해 사용되는 치유법으로 귀밑에서 손목까지 울 너비를 잰다. 목 부분은 좁고 가슴 부위는 넓은 신체적 특성을 고려해서 천 사이에 틈이 생기지 않도록 접어 감싸야 한다.

| 효과

호흡 및 폐 기능을 강화한다.

| 적용대상

기관지염, 오한, 기침이 날 때

| 금기대상

공통 금기대상 참조

실행 순서 및 방법

(1) 양손을 몸에 붙이고 누운 상태에서 귀밑에서부터 손목까지 울 너비를 잰다.

(2) 대상자의 오른쪽에 서서 실행할 때는 감싸기 천을 접힌 부분이 머리쪽을 향하게 한 다음 왼팔 바깥쪽에 놓는다.

(3) 일어나 앉게 한 다음에 감싸기를 하기 위해 접은 면과 울을 펼친다.

(4) (3)에 린넨을 펼치고 감싸기를 할 모든 천의 길이가 충분한지 확인한다.

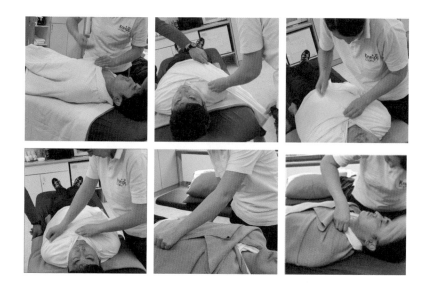

(5) 접혀 있는 천을 뒷목 왼쪽에서부터 풀기 시작하고 오른쪽과 왼쪽 빗장 부위가
   시작되는 부분을 왼손으로 누른다.

(6) 오른손으로 감싸기 천의 끝을 잡고 (5)에서 왼손으로 누르고 있는 지점을 지나
   오른쪽 어깨 방향으로 당긴다. 이때 빗장 부위쪽에 주름이 한 개 생긴다.

(7) 가슴 부위에 있는 천은 어깨에 살짝 걸칠 정도로 두고 남은 천을 어깨와 팔
   밑으로 모두 밀어넣으면 (6)에 만들어진 주름 아래로 두번째 주름이 생긴다.

(8) 뒷목 오른쪽에서부터 접힌 부분을 풀면서 (5)와 같은 방법으로 감싸기를 한다.

(9) 울 감싸기까지 마친 후 목 부분을 밖으로 접어 주면 면이 깃처럼 드러나서 울이
   몸에 닿지 않는다.

준비물

스팀용 린넨, 감싸기용 린넨, 면, 울, 베개, 이불

응용 **건초주머니 어깨 감싸기**

린넨 대신 따뜻한 건초주머니를 첨가제로 사용하는 치유법으로 어깨 감싸기와 실행 순서 및 방법은 같다. 건초주머니는 15~20분 정도 쪄서 고무천으로 식지 않게 싸 놓는다. 뜨거운 건초주머니를 뒷목 아래 부분과 어깨에 놓고 열기가 식지 않도록 빠른 속도로 면과 울로 감싼다. 감싸기 시작하면서 대상자가 건초주머니의 열기를 견디어 낼 수 있을 정도인지 확인해야 한다.

감싸기천 대신 면 소재 잠옷 바지를 이용하면 혼자서도 쉽게 할 수 있다.

실행 순서 및 방법

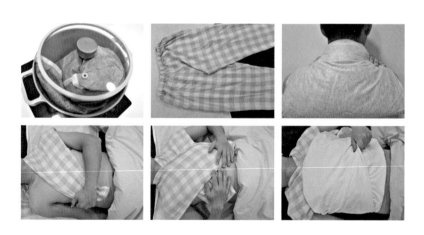

(1) 건초주머니를 찜기에 넣고 30분 정도 찐다.

(2) 얇은 면을 침대에 펼친 다음 그 위에 잠옷 바지를 펼친다. 이때 잠옷 바지의 양 다리가 침대 위쪽을 향하게 한다.

(3) 건초주머니를 뒷목 아래쪽과 어깨 부분에 대고 양손으로 잡은 후 (2)위에 눕는다.

(4) 오른팔은 왼쪽 어깨로 왼팔은 오른쪽 어깨로 뻗어 잠옷 바지의 다리를 교차해서 잡아 당긴다.

(5) (2)에 펼쳐 놓은 얇은 면으로 몸통을 감싸면서 (4)를 고정한다.

준비물

잠옷 바지, 건초주머니, 얇은 면 80cm x 120cm

스팀 컴프레스 어깨 감싸기

건초주머니나 다른 첨가제가 없을 때 린넨을 이용해서 따뜻하게 열을 넣어 주는 치유법이다. 겨울철에 기침 감기로 인해 기관지가 불편할 때 찜질하는 것처럼 뜨거운 린넨을 가슴 위에 길게 올려놓고 어깨 감싸기를 하면 호흡하기가 편해진다. 뜨거운 린넨을 피부에 직접 닿게 올려놓는 것이기 때문에 열기를 식힌 후 사용해야 한다. 따뜻한 온도가 오래 유지될 수 있도록 린넨을 면으로 감싸고, 그 위에 고무천을 올려놓은 후 마무리 감싸기를 실행한다.

실행 순서 및 방법

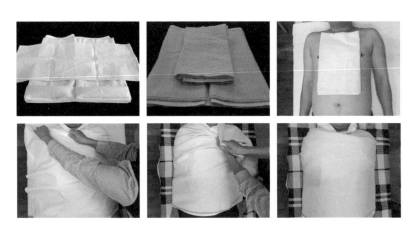

(1) 냄비에 물을 넣고 끓인다.고무천을 펼쳐 놓고, 집게와 뜨거운 린넨을 짜는데 사용할 배 감싸기용 린넨을 미리 준비해 놓는다.

(2) 귀밑부터 손목까지 울의 너비를 잰다.

(3) 다리에 이불을 덮어준다.

(4) 린넨을 둘둘 말아 집게로 집어 끓인 물에 충분히 잠기도록 담갔다가 (1)에 준비해 놓은 배 감싸기용 린넨으로 비틀어 짠다.

(5)(4)의 린넨이 식지 않게 고무천으로 잘 싸서 미리 접어 놓은 면과 울 사이에 넣는다.

(6) 고무천으로 싼 린넨은 의자에 올려놓고 감싸기용으로 접은 면과 울은 침대에 펼친다.

(7) 뜨거운 린넨을 양 손바닥에 올려놓고 가볍게 흔들면서 열기를 식힌 다음 가슴에 올려놓는다. 손으로 만져 느껴지는 온도와 가슴에 올려놓았을 때 느껴지는 온도는 차이가 있기 때문에 대상자 가슴에 살며시 대보면서 온도가 적당한지 물어본다.

(8)(7)린넨의 가슴 윗부분에 올바스를 2~3 방울 떨어뜨린다.

(9) 목 부분은 면이 나오게 깃 모양으로 접어서 울이 피부에 닿지 않게 한다.

(10) 베개를 받쳐 주고 다리에 있는 이불을 끌어올려 몸 전체를 꼼꼼히 덮는다. 기도 부분은 공간을 확보해 편하게 숨쉴 수 있도록 한다.

(11) 뜨겁거나 불편한 곳은 없는지 확인한다.

준비물

린넨, 배 감싸기 용 린넨, 면, 울, 집게, 고무천, 냄비, 베개, 이불 올바스

목 감싸기

온·냉법 목 감싸기

열을 빼거나 가래를 삭이기 위해 짧게 목을 감싸는 치유법이다. 환절기와 겨울철 목감기 염증으로 인해 발생 한 열을 빼앗을 뿐만 아니라 후두와 호흡기 점막의 기능을 원활하게 해 주는 효과가 있다. 갑상선에 문제가 있는 경우에는 진흙을 첨가제로 사용한 목 감싸기를 한다. 목 감싸기는 연속해서 두번 반복할 수 있으며 아침과 저녁 두 차례 나누어 실행해도 상관없다.

효과

염증을 완화한다.

점막을 진정시켜 준다.

목과 목구멍 부위의 열이 내린다.

통증을 완화해 준다.

적용대상

급성 목 염증, 가벼운 갑상선 염증, 인두 및 후두 염증, 목감기

금기대상

감기 합병증(폐염, 중이염, 축농증), 고열

실행 순서 및 방법

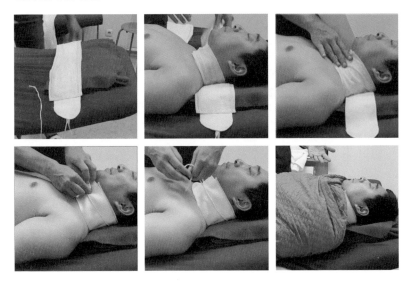

(1) 목 감싸기용 린넨, 면, 울을 준비한다.

(2) 편편한 베개 위에 면과 울을 주름이 없게 펼쳐 놓는다.

(3) 린넨을 차가운 물에 담갔다가 가볍게 짜서 목을 감싼다.

(4) 젖은 린넨이 공기와 접촉하지 않도록 면, 울로 감싼다.

(5) 약 5~15분 정도 린넨이 차갑다고 느껴지지 않을 때까지 이불을 잘 덮고 눕는다.

준비물

린넨, 배 감싸기 용 린넨, 면, 울, 집게, 고무천, 냄비, 베개, 이불

레몬 목 감싸기

가래를 삭여주고, 목이 쉬었거나 아플 때 도움을 주는 치유법으로 어른
은 물론 2~5살 아이에게도 적용 가능하다.

얇게 썬 유기농 레몬 1/2개를 끓인 물 300~400ml에 5~10분 정도 담가
둔다. 그 물에 린넨을 적셔 물기를 짠 후 감싸기에 적합한 온도인지 확인
한다. 실행 시간은 최대 5분이며 하루 2~3회 반복할 수 있다.[*]

응용 **감자 목 감싸기**

목감기나 아이들이 인후염에 걸렸을 때 가정에서 쉽게 할 수 있는 오래된
치유법이다. 껍질을 벗긴 보통 크기 감자 5개를 삶아 으깨서 목 감싸기용
천으로 감싼 후 30-60분 정도 둔다. 화상의 위험이 있기 때문에 뜨겁지
않은지 확인하는 게 중요하다. 하루에 여러 차례 실행하는 게 가능하다.

침이나 음식을 삼킬 때 느껴지는 불편함을 완화해 준다. 그리고 혈액 순
환을 촉진하고 면역체계를 강화해 준다.

---

[*] Ursula Uhlemayr, *Wickel & Co. Baerenstarke Hausmittel fuer die Kinder*, Urs-Verlag, 2001-2014, pp.90-91

레몬[*]

레몬이 함유한 주된 성분인 비타민C와 칼륨은 건강증진 및 치유 효과에 도움이 된다. 그 중에서도 혈액을 정화한다는 점은 괄목할 만하다. 이 밖에 레몬에 포함 된 다른 12가지 효능을 살펴보면 다음과 같다.

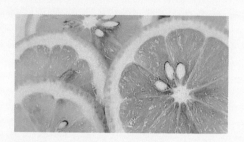

효능

기침과 콧물 뿐만 아니라 기관지염이나 천식을 완화 한다. (거담제)
장과 위 점막의 염증을 완화한다. (소염)
칼륨은 뇌와 근육 사이에 신경 자극을 생성하는 역할을 한다. (진정제)
칼륨은 요로와 방관의 독소를 정화화고 배출한다. (이뇨제)
신체의 단백질을 결합해서 상처 위에 보호층을 형성한다. (지혈제)
높은 지방 수치에 도움을 준다. (콜레스테롤 저하)
비타민 C는 기분을 좋게 하고 일하는 능력과 기억력이 강화된다. (활력)
비타민 C는 신체의 방어력을 강화한다. (면역력)
비타민 C는 몸의 균형을 잘 잡아주기 때문에 긴장을 풀어 준다. (진정)
비타민 C는 혈당 강하를 담당한다. (혈당 강하)
풍부한 칼륨은 혈액 형성에 도움을 준다. (혈액 형성)

---

[*] https://zitrus-presse.de/zitrone-heilwirkung/

몸통 감싸기

냉법 몸통 감싸기

겨드랑이부터 무릎 한뼘 위까지(울 너비) 몸통을 감싸 열을 내게 하는 치유법이다. 실행하기에 적합한 시간은 새벽 4~5시 사이이며 1시간 30분 정도 소요된다.

물 1리터에 소금 3수저 또는 식초 1/4리터를 섞어 사용하면 보다 강한 자극과 함께 열발생 속도가 빨라지는 효과가 있다. 다음 실행 방법은 소금을 첨가제로 사용한 몸통 감싸기이다. 여성의 경우 허리 부분에 여유 공간이 생길 수 있는데, 그럴 때는 감싸기 천을 모아 신체 아래쪽을 향하게 주름을 잡은 다음 수건으로 감싼다.

효과

소화 기능을 촉진한다.

기관지 기능을 강화한다.

적용대상

스트레스, 변비, 소화기관 장애, 대사 증후군, 배에 가스가 찼을 때

금기대상

압박에 대한 공포심, 급성염증

실행 순서 및 방법

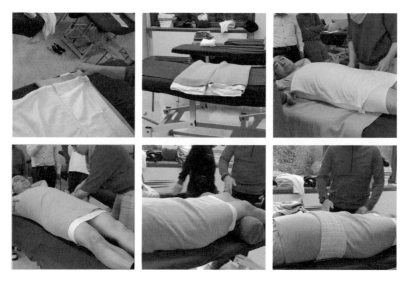

(1) 서 있는 상태에서 겨드랑이부터 무릎 한 뼘 위까지 울 너비를 잰다.

(2) 감싸기할 부위에 외상이 있는지 또는 한기를 느끼는지 확인한다.

(3) 양동이에 물 1리터와 소금 3수저를 넣고 섞는다.

(4) 4등분으로 접어놓은 린넨을 한 번 더 접어 8등분이 되게 한 다음 (3)에 담갔다가 물기를 최대한 꼭 짠다.

(5) 접어 놓은 울과 면의 윗부분을 유두 선에 맞춰 펼치고, 그 위에 (4)의 린넨을 펼친다.

(6) 린넨, 면, 울 순서로 겨드랑이부터 코 끝쪽으로 잡아당겨 가슴 부분이 둥근 라인이 되도록 감싸기를 한다.

(7) 감싸기하는 동안 위로 올렸던 두 팔을 내리게 한 다음 겨드랑이가 불편한지

물어본다. 불편하다고 느끼면 양손으로 양쪽 겨드랑이 쪽을 잡아 아래로 잡아 당긴다.

(8) 긴 베개를 무릎 밑에 넣으면 등이 뜨지 않고 피부에 린넨이 잘 닿는다.

(9) 옆구리가 들떠서 틈이 생기면 수건으로 한번 더 감싼다.

준비물

린넨, 면, 마, 양동이, 물 1L, 베개, 이불, 수건, 고무천, 긴 베개

응용 　린넨 몸통 감싸기

몸통 감싸기용 린넨을 접어 상체 앞면이나 뒷면을 충분히 덮는 치유법이다. 린넨으로 상체 앞면을 덮을 때는 차가운 물만으로도 할 수 있고 소금과 식초를 첨가제로 섞어 실행할 수도 있다.

위와 장운동을 활발하게 하기 위한 목적이라면 상체 앞면을 차가운 린넨으로 덮은 후 면과 울로 감싼다. 등 근육이 약해졌거나 손상되었을 때 또는 척추에 문제가 생긴 경우에는 상체 뒷면을 따뜻한 린넨으로 덮은 후 면과 울로 감싸기를 한다.

식초[*]

식초는 곡물이나 과일 등을 발효시켜서 만드는 조미료의 일종이다. 주성분은
에탄올이 두 번 산화해서 생성된 아세트산(초산, CH3COOH)으로 특유의 시큼한
맛이 난다. 초산은 인체의 부신피질 호르몬 원료로 살균과 해독작용을 하며,
식초에 들어있는 풍부한 유기산은 각종 성인병을 예방한다.

동의보감에서는 '식초'가 육류나 어류, 채식 등에 의한 음식의 독을 해독하고, 빈
혈이나 과다출혈 때문에 생긴 어지럼증을 개선하며, 심장과 인후 부위의 통증을
다스리는 효능이 있다고 한다.

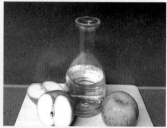

효능
과일식초는 소화액 생성을 촉진 한다.
식전 복용은 속쓰림을 해소하고, 식후 복용은 헛배 부름에 효과적이다.
지방과 탄수화물 소화를 개선해 체중 감소를 위한 다이어트에 좋다.
사과식초는 피부의 혈액 순환을 촉진하고 피부를 탄력 있게 해 준다.
타올 두 장을 식초 섞은 물에 담근 후 종아리를 감싸면 열을 내리는
효과가 있다.
식초물에 적신 타올로 인대 부상과 타박상의 부기를 뺄 수 있다.
아세트산의 소독효과는 피부 질환에도 치유에 도움이 된다.
피부와 손톱의 곰팡이 제거에 사용된다.

---

[*] https://www.alles-essig.de/gesund.php

뜨거운 수건 마사지

헌 면포 한 장과 헌 수건 두 장의 짧은 변을 반으로 접은 다음 촘촘하게 감아 뜨겁게 만들어 몸에 굴리면서 마사지하는 치유법이다. 타올이 느슨하게 감기면 뜨거운 물이 세어나와 위험할 수 있다. 실행 시간은 20분 정도이지만 실내 온도가 높으면 30분도 가능하다.

효과

혈액 순환을 촉진한다.	신진 대사가 원활해진다.
혈압을 조절한다.	염증을 완화한다.
자율신경을 자극한다.	근육을 이완시킨다.
심장 기능을 강화한다.	통증을 완화한다.
심리적인 안정감을 준다.	스트레스를 완화한다.
교감 및 부교감 신경을 조절한다.	

적용대상

근육이 뭉쳤을 때, 호흡기가 안 좋은 사람, 류마티스 관절염, 오십견

금기대상

열날 때, 급성염증

실행 순서 및 방법

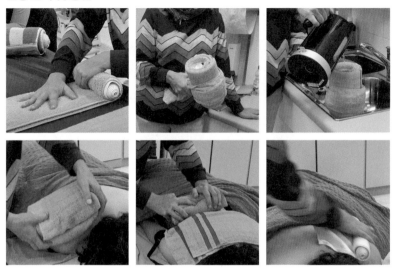

(1) 깨끗한 수건을 얼굴이 닿는 부위에 깔고 대상자를 엎드리게 한다.

(2) 헌 면포 한 장과 헌 수건 두 장의 짧은 변을 반으로 접는다. 접힌 부분을 조금씩 층이 생기게 감으면 깔대기 모양이 된다.

(3) 감아 놓은 면포와 수건의 중간 부분을 마른 수건으로 감싸 망치 모양으로 손잡 이를 만들어 잡는다. 그러면 뜨거운 물을 안전하게 부을 수 있다.

(4) 깔대기 모양으로 감긴 수건의 움푹 들어간 쪽에 끓인 물 1리터 정도를 천천히 부어 스며들게 한다.

(5) 마사지를 시작할 때는 수건이 뜨거운지 확인하기 위해 대상자의 피부에 짧게 대본다.

(6) 수건을 굴리면서 마사지하고, 피부에 붉은 기운이 돌면 부위를 옮긴다.

(7) 마사지를 마친 부위는 사용한 수건으로 덮는다.

(8) 사용한 수건 두 장과 면포를 마사지가 끝난 부위에 덮은 상태에서 이불로 대상자의 몸을 감싼다. 덮어 놓은 수건과 면포는 차갑다고 느껴지기 전에 제거한다.

준비물

면포 1장, 헌 수건 두 장, 감싸서 잡을 수건 한 장

주의사항

■ 대상자의 피부 상태가 어떤지 살펴야 한다. 예를 들면 뜨거운 수건의 열기가 낮음에도 불구하고 피부가 빨갛게 변해 본래 상태로 회복되는게 힘든 경우가 있다. 이러한 피부는 조금만 열을 가해도 모세혈관이 터질 정도로 예민하다.

증기 흡입법

감기에 걸려 코가 막히거나, 숨을 쉴 때 호흡기에서 그렁그렁 소리가 나는 사람에게 적합한 치유법이다. 커다란 천으로 머리와 상체를 덮어쓰고 냄비에서 올라오는 증기에 얼굴을 가까이 댄 다음 10~20분 정도 흡입한다. 비염이나 꽃가루 알레르기에는 수증기만 사용해도 효과가 있지만, 증상에 따라 첨가제를 사용하면 더 큰 효과를 볼 수 있다. 천식이나 감기에는 페퍼민트, 백리향, 올바스 등이 적합하고, 여드름이 심하거나 피부에 문제가 있는 경우에는 카모마일을 첨가제로 사용하면 효과가 있다. 카모마일 원액 이외에 티백이나 가루를 사용해도 괜찮다.

효과

호흡기 기능을 강화한다.

가래를 삭인다

피부 미용에 효과적이다.

적용대상

여드름이나 피부 트러블, 천식, 감기, 알레르기 비염

금기대상

공황장애가 있는 경우

실행 순서 및 방법

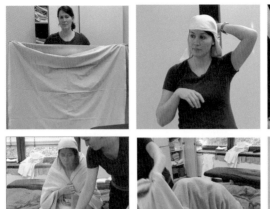
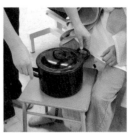
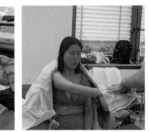

(1) 상체 전체를 뒤집어 쓸 수 있는 크기의 커다란 면과 울을 준비한다.

(2) 침대에 편하게 걸터앉게 한 다음 의자가 다리 사이에 들어가게 놓는다.

(3) 입고 있는 바지가 젖지 않도록 허리춤에 면 한 장을 끼우고,

　　다른 한 장은 머리카락이 흘러내리지 않도록 감싼다.

(4) 다리 사이에 놓인 의자를 양손으로 잡게 한 다음 커다란 면이 바닥까지 닿게

　　머리 위로 완전히 덮고, 그 위로 울을 덮어 쓴다.

(5) 머리 위쪽으로 덮어 씌워진 면과 울을 같이 잡아 어깨에 걸친다.

(6) 첨가제(예:올바스)를 3~4 방울 떨어뜨린다.

(7) 끓인 물이 담긴 냄비의 손잡이가 배쪽을 향하게 의자에 올려 놓는다.

(8) 얼굴에 직접 증기가 닿지 않도록 냄비 위에 나무 받침을 놓고 면으로 덮는다.

(9) 증기가 고개를 숙여 흡입할 정도의 온도인지 확인한 후 어깨에 걸쳐 두었던 울과 면을 머리 위까지 완전히 덮는다.

(10) 울과 면을 들쳐서 (6)의 첨가제를 냄비에 넣는다.

(11) 울과 면이 흘러내리지 않게 양쪽 끝을 잡아 뒤로 접은 다음 고정한다.

(12) 자세가 불편하지는 않은지 또는 상태는 어떤지 계속 확인한다.

(13) 실행 시간은 약 10~20분이지만 대상자가 참지 못하면 바로 멈춘다.

(14) 양동이에 미지근한 물을 담아 보조의자 위에 준비해 놓는다.

(15) 증기흡입을 마친 후에는 한기를 느끼지 않도록 울과 면을 몸 위에 걸쳐 놓은 상태에서 닦기용 천으로 얼굴을 닦는다.

(16) 닦기용 천을 양동이에 담긴 미지근한 물로 빨아 몸 앞면과 뒷면을 닦는다.

(17) 대상자를 침대에 눕게 한 다음 두꺼운 이불을 덮는다. 이때 수건으로 머리를 감싸고 이불을 목밑까지 덮어 가능한 몸의 열기가 빠져나가지 않게 해야 한다.

(18) 약 1~2시간 정도 안정을 취하도록 한다.

준비물

냄비, 나무 받침, 면(또는 증기가 잘 통하는 천), 수건이나 면 2장, 몸닦기 천, 집게, 울, 면, 의자 1개. 보조 의자 1개, 양동이, 이불, 첨가제

캐모마일Kamomile[*]

캐모마일은 고대부터 사용되고 있는 국화과 허브 중 한 가지이다. 그리이스어로
는 '대지의 사과'라는 뜻이며 캐모마일, 카모밀, 카밀러, 카밀레 등으로 다양하게
불린다. 개화한 지 3일 후의 꽃 효능이 가장 크고 항산화, 항박테리아, 비타민 A,
C 성분을 함유하고 있다. 차로 마시거나, 뜨거운 물에 꽃을 넣고 증기로 흡입하거
나 오일로 사용한다.

효능
헛배 부름과 팽만감 그리고 위장경련을 완화한다.
항염증 및 항균 특성으로 위염이나 위벽의 염증을 치유한다.
상처를 치유하는 특성이 있어 잇몸 염증과 구강 염증에 사용한다.
좌욕은 생식기 및 항문 부위 감염을 치유하고 예방한다.
가글 용액 형태의 캐모마일은 감기로 인한 인후염을 완화한다.
흡입은 기침 및 콧물 증상을 완화한다.
세균성 및 염증성 피부, 가려운 피부 문제를 완화하고 진정시켜준다.
몸과 마음을 안정시키고 긴장을 완화한다.

---

[*] https://www.gesundfit.de/heilkraeuter-heilpflanzen/ kam /

사용 방법
차로 우려내어 마신다.
증기로 흡입한다
오일로 마사지한다.
우려낸 물로 좌욕을 한다.
담그기와 천감싸기의 첨가제로 사용한다.

주의사항
캐모마일은 과민 반응이 거의 나타나지 않는 식물이다. 그러나 눈에는
자극적일 수 있기 때문에 눈가에는 사용하지 않는게 좋다.

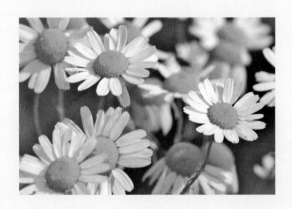

몸담그기

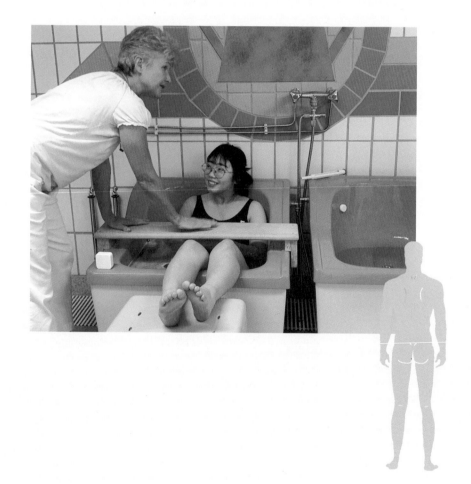

몸담그기 개요

신체 전신이나 일부를 냉수 및 온수에 담그는 치유법이다. 근육과 혈관을 수축·이완시켜 혈액 순환이 원활히 이루어지게 하여 신체 기능의 활성화를 돕는 치유법이다. 담그기에는 냉수나 온수를 사용하는 방법, 물온도를 점차 높이는 점진적 온수법, 냉수와 온수를 교대로 적용하는 냉·온수법이 있다.

일상에서 쉽게 실행 가능한 팔, 발, 다리 담그기는 면연력 증진과 함께 피로회복 및 수면장애를 개선하는 효과가 있다. 냉수 및 온수에 번갈아 가며 담그기를 할 때는 물온도가 최소 10℃ 이상 차이 나게 한다. 그러나 38℃ 이상과 18℃ 이하에서 너무 오래 담그기를 수행하면 오히려 부작용이 생길 수 있기 때문에 주의해야 한다.

백리향, 가문비나무, 캐모마일 등의 허브는 담그기 첨가제로 사용된다. 허브가 함유한 에센스는 따뜻한 물에서 쉽게 휘발되고 코나 기도를 통해 흡수되기 때문이다. 호흡기를 강화하고 뇌에 연결된 신경 계통을 자극해 두통을 완화한다.

보조 장치 및 준비물

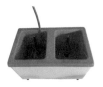

발, 다리 담그기 통

가정용
발, 다리 담그기 통

물온도 측정기

마른 수건

첨가제 및 효능

가문비나무
Fichtel

가래 삭힘

마른기침 해소

중추신경 기능 증진

관절염 완화

캐모마일
Kamomeil

소화기 염증 완화

통증 및 복통 경감

만성 염증 완화

라벤더
Labender

스트레스 해소

긴장 완화

류마티스 증상 경감

티미안
Tymian

근육 경련 해소

호흡기질환 완화

감기 증세 경감

로즈마린
Rosmarin

혈액 순환 촉진

호이블루멘
Heublumen

관절염 완화

➡ 허브는 혼합해서 사용하지 않는다.

몸담그기 공통 사항

기본 원칙

- 실행방법, 제외대상, 주의사항 등에 대해 충분히 설명하고 몸상태를 확인한다.
- 실행하기 전에 손, 발이 따뜻한지 확인하다.
- 온수 담그기를 마친 후에는 마무리 냉수 물붓기(118쪽 참조)를 한다.
- 냉수의 기준은 18℃ 이하이며, 그 이하로 내려갈수록 담그는 시간을 짧게 한다.

요법	실행 시간	점진적 온수	온수	냉수
팔 담그기	냉수 10~30초			○
	온수 10~20분		○	
	온수 5분, 냉수 10~15초		○	○
	점진적 온수 20분	○		
다리 담그기	냉수 10~30초			○
	온수 10~30분		○	
	온수 5분 , 냉수 10~15초		○	○
	점진적 온수 20~25분	○		
골반 담그기	냉수 5~10초			○
	온수 10~20분		○	
	온수 5분 , 냉수 15초		○	○
	점진적 온수 15~20분	○		
1/2 담그기	냉수 6~10초			○
3/4 담그기	온수 10분		○	
전신 담그기	온수 10~20분		○	
거품 담그기	5분 간격으로 대상자의 체온, 맥박, 혈압 체크	60℃ 물에 거품제 섞음		

팔 담그기

보조 장치 및 준비물

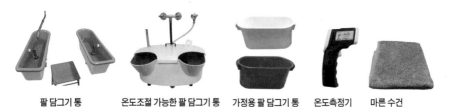

팔 담그기 통　온도조절 가능한 팔 담그기 통　가정용 팔 담그기 통　온도측정기　마른 수건

냉수법 팔 담그기

심장, 폐, 뇌에 자극을 주어 기능을 강화하는 냉수법 팔 담그기는 마치 커피 한 잔을 마시는 것 같은 심리적 효과를 느낄 수 있다.

냉수에 팔을 담그면 처음에는 심장 박동수가 순간적으로 감소하지만 다시 정상화하는 현상이 일어난다. 이를 통해 심장의 수축과 이완 기능이 강화되고 심혈관계에 도움이 된다.

효과

신진 대사를 활발하게 한다.

심장 근육을 위한 혈액 순환을 촉진한다.

갑자기 열이 오를 때 응급처치하기에 적합하다.

적용대상

혈액 순환장애, 정신 및 육체적 스트레스, 신경성 과다 심장박동, 고혈압, 저혈압

금기대상

심장 스텐트 시술을 한 사람, 협심증이 있는 사람,

손이 차거나 혈관 경련이 있는 사람

실행 순서 및 방법

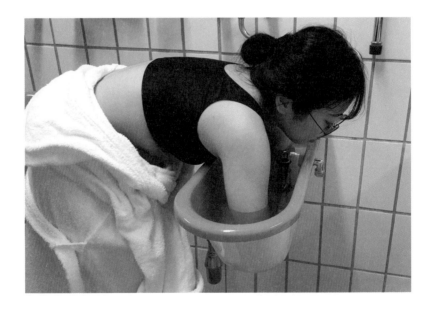

(1) 팔운동을 겸한 신체 운동으로 몸을 따뜻하게 한다.

(2) 팔 담그기통에 12~18°C 물을 받는다.

(3) 편안하게 앉은 자세로 숨을 내쉬며 오른팔 손가락부터 담그기 시작해서 팔꿈치에서 손 한 폭 위까지 천천히 담근다.

(4) 오른팔이 팔목 정도 물에 잠기면 왼팔도 같은 방법으로 담근다.

(5) 양 팔을 담근 상태에서 약 10~30초 동안 차가움을 느끼고 편안하게 호흡한다.

(6) (5)를 마친 후 팔에 있는 물기를 손으로 훑어낸다. 그리고 팔을 돌리거나 좌우로 흔들어 저절로 마르게 두면서 따뜻한 기운이 돌게 한다.

준비물
팔 담그기 통(가정에서는 세면대 혹은 넓은 통으로 대용 가능), 온도계

온수법 팔 담그기
따뜻한 물에 팔 담그기를 하면 심장과 폐 등 우리 몸 안의 장기와 근육 등이 이완되며, 무엇보다도 정신적으로 긴장되었던 몸상태가 완화되는 효과가 있다. 실행 시간은 약 15~20분 정도이며 물온도를 유지하기 위해서 중간에 따뜻한 물을 부어 준다.

효과
심장 박동이 안정되며 스트레스가 해소된다.

거담 효과가 있다.

관절에 도움이 된다.

천식, 기관지염, 손 관절염, 만성적으로 손이 찬 사람

팔의 림프순환장애, 고혈압

실행 순서 및 방법

(1) 편안한 자세로 앉는다.

(2) 팔 담그기 통의 물을 36~38°C로 맞춘다.

(3) 오른팔과 왼팔을 팔오금에서 손 한 폭 위까지 담근다. 손가락 관절염이 있는
   경우 계속 손을 움직여 준다.

(4) 중간에 따뜻한 물을 보충해 온도를 유지하면서 약 15~20분 팔 담그기를 한다.

(5) (4)을 마친 후 수건으로 닦는다.

준비물

팔 담그기 통(가정에서는 세면대 혹은 넓은 통으로 대체 가능), 온도계

온·냉수법팔 담그기

팔을 36~38°C 온수와 최고 18°C 냉수에 번갈아 담그는 치유법이다. 특히
저혈압으로 인한 혈액 순환 개선에 효과적이다.

효과

팔 혈관 기능을 강화한다.

혈액 순환을 촉진한다.

자율신경 기능이 안정된다.

적용대상

저혈압, 팔 혈액 순환장애, 관절염, 기관지염

금지대상

협심증, 심장 질환, 혈관 경련

실행 순서 및 방법

(1) 편안한 자세로 앉는다.

(2) 팔 담그기용 통 2개에 36~38℃ 온수와 최고 18℃ 냉수를 채운다.

(3) 먼저 온수에 약 5분 그리고 냉수에 10~15초 정도 팔 담그기를 한다.

(4) (3)을 한 번 더 반복한다.

(5) 팔에 있는 물기를 손으로 훑어낸다.

(6) 팔을 흔들거나 움직인 다음 남은 물기는 저절로 마르게 둔다.

준비물

팔 담그기용 통, 가정에서는 세면대 혹은 넓은 통으로 대용 가능

점진적 온수 팔 담그기

35℃ 따뜻한 물에서부터 40℃까지 조금씩 온도를 올리는 점진적 온수 팔 담그기는 심부전증이나 다리 동맥 순환 개선에 효과적인 치유법이다. 점진적 온수 팔 담그기용으로 제작된 통에는 덮개, 물 보급용 수도관, 물 온도 올리기용 수도관, 배수관 등이 갖추어져 있다. 일반 담그기용 통을 이용할 때는 온도계로 측정하면서 뜨거운 물을 보충하는 방법으로 실행이 가능하다.

효과

팔 이외에 가슴, 목, 머리의 혈관이 확장되면서 혈액 순환이 촉진된다.

심장으로 흐르는 혈류 흐름이 강화되면서 심부전증에 도움이 된다.

두통이 완화되는 작용을 한다.

기관지가 확장되면서 천식이 완화된다.

적용대상

심장의 혈액순환장애, 심부전증, 기관지 천식, 손가락과 팔의 관절염

금기대상

팔정맥류와 림프순환 문제

실행 순서 및 방법

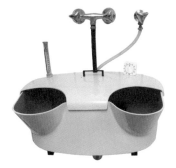

(1) 편안한 자세로 앉는다.

(2) 물온도를 35℃로 맞추고 오른팔부터 담그기 시작한다.

(3) 20분 동안에 물온도를 40℃까지 점진적으로 올린다.

(4) 통 안에서 손가락과 팔을 계속 움직인다.

(5) 20분 동안 담그기를 한 다음에 양팔을 수건으로 닦고 20~30분 정도 안정을
   취한다.

준비물

온도계, 온도 조절 가능 팔 담그기통(가정에서는 일반 담그기 통과 온도계로 대체 가능),
타올

➡ 실행 시간이 길면 정맥이 팽창되기 때문에 주의한다.

다리 담그기*

냉수법 다리 담그기

체온을 높혀 면역력을 강화하는 쉽고 간편한 치유법이다. 오래 걷거나 서 있어서 발에서 열이 나고 다리가 무겁고 피곤할 때 도움을 준다. 실행 후 가벼운 운동으로 빨리 발의 온기를 되찾는 게 중요하다.

효과

다리 정맥이 강화된다.

다리부종을 해소한다.

수면장애 해소에 도움이 된다.

발의 피로를 풀어 준다.

적용대상

피곤하고 부은 다리, 하지정맥류, 수면장애, 발목 타박상 혹은 접질림

금기대상

급성 신장 및 방광염, 차가운 발, 심장의 혈액 순환장애, 냉증 알레르기

---

* 한국 크나이프협회는 국내 통용 어휘 대신 효능이 다른 발 담그기와 다리 담그기를 구분하여 사용한다.

실행 순서 및 방법

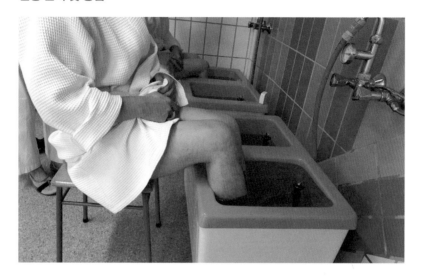

(1) 편안한 자세로 앉는다.

(2) 발, 다리 담그기통에 온도를 12~18℃로 맞춘다.

(3) 숨을 크게 내 쉬면서 오른다리, 왼다리 순서로 짧게는 10초 길게는 30초까지 담그기를 한다.

(4) (3)을 마치고 나면 다리의 물기를 손으로 훑어내고 남은 물기는 저절로 마르게 둔다.

(5) 가벼운 운동으로 발의 온기를 되찾는다.

준비물

발 다리 담그기통, 온도계, 수건

온수법 다리 담그기

특히 만성적으로 발이 차고, 발에 땀이 많은 사람에게 도움이 되는 치유법이다.

효과

혈액 순환을 촉진한다.

수면장애 개선에 도움을 준다.

발과 다리의 피로를 풀어준다.

저항력을 키워준다.

적용대상

만성적으로 차가운 발, 땀이 차는 발, 약한 저항력, 수면장애

금지대상

하지정맥류, 발과 다리 외상

실행 순서 및 방법

(1) 편안한 자세로 앉는다.

(2) 36~38℃ 물을 종아리 위까지 잠기게 받는다.

(3) 중간에 따뜻한 물을 보충해 온도를 유지하며 15~30분 정도 담그기를 한다.

(4) (3)이 끝내고 난 후 짧게 냉수 무릎 물붓기(66쪽 참조)를 한다.

(5) 수건으로 닦은 다음 20~30분 정도 휴식을 취한다.

온·냉수법 다리 담그기

신진 대사를 원활하게 하고 감염을 예방하는 치유법이다.[*] 만성적으로 차가운 발이나 두통 해소에도 도움을 준다.

효과

신진 대사를 원활하게 한다.

저혈압 치유에 도움이 된다.

자율신경 기능을 안정시킨다.

두통 해소에 도움이 된다.

수면장애 해소에 도움이 된다.

적용대상

만성적으로 차가운 발, 감기에 잘 걸리고 감염이 잘 되는 사람,

두통, 수면장애

금지대상

하지정맥류, 다리 외상

---

[*] Dr. med. Mathäus Fehrenbach, *Kneipp von A-Z*, Ratgeberverlag, 2010, pp.166,194

실행 순서 및 방법

(1) 편안한 자세로 앉는다.

(2) 발 다리 담그기용 통에 36~38℃ 온수와 최고 18℃ 냉수를 채운다.

(3) 온수에 5분 그리고 냉수에 10~15초 정도 다리를 담근다.

(4) (3)을 한 번 더 반복한다.

(5) (4)를 마치고 손으로 다리의 물기를 닦아 낸다. 발가락 사이까지 꼼꼼히 닦은 후 양말을 신는다.

(6) 가벼운 운동으로 다리를 따뜻하게 해 준다.

점진적 온수법 다리 담그기

약 20~25분 동안 33~35℃부터 39~40℃까지 점진적으로 온도를 올리는 치유법이다. 만성적으로 차가운 발에는 물론 생리통 치유에 도움이 되며, 다리 골절치료 후 신진 대사를 촉진하는 효과가 있다.

효과

생리통을 완화시켜 준다.

혈액 순환이 촉진된다.

비뇨기능을 증진시킨다.

적용대상

급성 또는 만성 요로감염, 생리통, 만성적으로 차가운 발, 두통

금지대상

하지정맥류, 혈전 정맥염, 심장병, 발과 다리 외상

실행 순서 및 방법

(1) 편안한 자세로 앉는다.

(2) 종아리 위까지 잠기도록 33~35℃ 물을 받아 오른다리, 왼다리 순서로 담근다.

(3) 20~25분 동안 온도를 39~40℃까지 올린다.

(4) (3)을 마치고 수건으로 발가락 사이를 꼼꼼히 닦는다.

(5) 발을 따뜻하게 한 상태에서 20~30분 정도 누워 휴식을 취한다.

골반 담그기

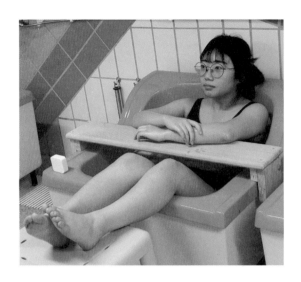

냉수법 골반 담그기

18℃ 차가운 물에 골반을 담가 몸 전체의 신경을 순간 자극하는 치유법
이다. 강한 자극이 주는 느낌을 담아낸 "황홀한 담그기"라 불린다. 냉수
법 골반 담그기는 순간 자극이 강하기 때문에 처음에는 5~10초 정도로
짧게 실행하고, 자극에 익숙해진 다음부터 1분 정도까지 담그기를 할 수
있도록 치유시간을 늘려간다. 실행 중에는 팔, 다리, 상체에 물이 닿지 않
도록 주의한다.

효과

자율 신경계 기능을 강화한다.

배에 찬 가스를 제거해 준다.

변비 치료에 도움을 준다.

적용대상

갱년기 증상, 변비, 치질 및 항문 부위 염증[*]

금지대상

급성 요도염, 외상

실행 순서 및 방법

(1) 발이 따뜻한지 확인하고, 차가운 경우 먼저 온수 발 담그기를 한다.

(2) 18℃ 물을 담그기통에 받는다.

(3) 냉자극에 익숙하지 않은 경우 5~10초 정도 짧게 실행한다.

(4) (3)을 마치고 난 후 옷을 입고 운동을 한다. 또는 이불을 잘 덮고 누워
  몸을 따뜻하게 해 주어야 한다.

---

[*] https://www.gesundu.de/lexikon/detail/kaltes sitzbad

온수법 골반 담그기

복부에 있는 장기들, 특히 신장과 방광의 만성적인 염증에 좋은 영향을 미치는 치유법이다. 온수법 골반 담그기는 임신 말기 임산부의 골반 근육을 이완하는데 효과가 있다.* 치질이 있는 경우에는 뜨거운 물을 사용하지 않는다. 긴장을 완화시켜 주는 효과가 있는 백리향을 첨가제로 사용하면 치유에 더 도움이 된다.

효과

복부의 혈액 순환을 촉진한다.

염증을 완화해 준다.

항문 가려움이나 습진 치유에 도움을 준다.

적용대상

약한 방광 기능, 항문 가려움 또는 습진, 생리통

금지대상

심혈관 질환. 심부전

---

* https://kneipp.ch/das ist kneippen anwendungen/warme sitzbad/

실행 순서 및 방법

(1) 담그기 통에 36~38℃ 물을 받는다.

(2) 담그기 통에 앉아 양손은 팔 받침대에 올리고, 양다리는 의자에 올린다.

(3) 면으로 된 천과 담요로 몸을 잘 감싼다.

(4) 약 10~20분 담그기를 한 후 짧게 마무리물붓기(118쪽 참조)를 하고 끝낸다.

(5) 마른 수건으로 꼼꼼히 닦고 1시간 정도 휴식을 취한다.

주의할 점

■ 1주일에 1회 이상 하지 않는다.

온·냉수법 골반 담그기

냉수와 온수의 차이로 인한 강한 자극을 이용한 치유법이다. 온수에 첨가제를 풀어 효과를 높일 수 있다. 치질 및 복부울혈, 가스로 인한 복부팽창, 변비 등을 치유하는데 적합하다. 실행하기 전 발이 따뜻한지 확인하는 게 중요하다.

| 효과

골반과 배 부분의 혈액 순환을 촉진한다.

골반저근육[*]을 강화한다.

---

* 방광, 자궁, 대장을 떠받쳐 주는 근육

| 적용대상

치질 및 복부 울혈, 전립선, 갱년기 증상, 변비

| 금지대상

급성 중병

실행 순서 및 방법

(1) 두 개의 골반 담그기 통에 36~38℃ 온수와 최고 18℃ 냉수를 받는다.

(2) 양손과 발을 올려놓을 수 있는 팔 받침대와 발 받침대를 준비한다.

(3) 면으로 된 넓은 천으로 몸을 덮은 다음 열기가 발산하지 않게 울 담요로 한 번 더 덮는다.

(4) 온수 5분, 냉수 15초 두 차례 반복해서 담그기를 한다.

(5) 담그기 한 부위를 마른 수건으로 잘 닦은 다음 30~60분 정도 몸을 따뜻하게 한 상태로 휴식할 수 있게 한다.

점진적 온법 골반 담그기

약 15~20분 동안 물온도를 33~35°C부터 39~40°C까지 점진적으로 올리는 온법 골반 담그기는 반복되는 방광염이나 요로 결석을 치유하는데 도움이 된다.[*]

---

[*] Dr. med. Robert Bachmann, German M. Schleinkofer, *Natürlich gesund mit Kneipp*, 2006/2013, Triasverlag, pp. 130-133

효과

혈액 순환을 촉진한다.

근육을 이완시켜 준다.

손상된 항문 점막에 도움이 된다.[*]

생리통을 완화해 준다.

적용대상

방광염, 요로 결석, 생리통, 항문 점막 손상

금지대상

심장 질환, 외상

실행 순서 및 방법

(1) 담그기 통에 33~35℃의 물을 채운다.

(2) 양손과 발을 올려놓을 수 있는 팔 받침대와 발 받침대를 준비한다.

(3) 면으로 된 넓은 천으로 덮은 다음 열기가 발산하지 않게 울 담요로 한번 더 덮는다.

(4) 15~20분 동안 따뜻한 물을 보충해서 39~40℃까지 물온도를 높인다.

(5) 담그기한 부위를 마른 수건으로 잘 닦은 다음 30~60분 정도 몸을 따뜻하게 한 상태로 휴식을 취한다.

---

[*] Dr.med. Robert Bachmann, German M. Schleinkofer, *Natürlich gesund mit Kneipp*, 2006/2013, Triasverlag, pp. 130-133

냉수법 1/2 담그기

16~18°C 차가운 물에 6~10초 정도 전신 담그기를 하고 차츰 60초 정도까지 시간을 늘려가는 치유법이다. 하지정맥류 및 열사병에 적합하다.

| 효과[*]

혈액 순환을 촉진한다.

신경 기능을 강화한다.

기분을 상쾌하게 해 준다.

수면을 유도해 준다.

| 적용대상

수면장애, 열사병, 하지정맥류

| 금지대상[**]

방광염, 좌골신경통, 루마티스 관절염, 설사, 장염

실행 순서 및 방법

(1) 배꼽 정도 높이까지 16~18°C 차가운 물을 받는다.

(2) (1)에 천천히 들어가 처음에는 6~10초 앉아 있는다.

---

[*] https://www.kneippbund.de

[**] Dr. med. Robert Bachmann, German M. Schleinkofer, *Natürlich gesund mit Kneipp*, 2006/2013, Triasverlag, pp. 130-133

(3) 담그기 한 부위를 마른 수건으로 닦은 다음 옷을 따뜻하게 입는다. 그리고 온기를 되찾기 위해 몸을 움직이거나 이불을 덮고 눕는다.

온수법 3/4 담그기

최고 온도 38°C 따뜻한 물을 받아 가슴 높이까지 담그는 치유법으로 육체와 정신을 이완할 수 있는 요법이다. 치유용 욕조는 일반 욕조보다 크고 넓어서 대상자가 욕조 안에서 편안함을 느낄 수 있는 환경을 마련할 수 있다. 발을 뻗어 몸의 길이를 조절할 수 있는 판을 준비해 물 높이가 대상자의 가슴 높이까지 올 수 있도록 한다. 그리고 머리를 욕조에 기댈 수 있는 베개도 준비한다. 심장이 약한 사람은 온수법 전신 담그기보다 3/4 담그기가 더 적합하다.

효과

건조한 피부를 보완해 준다.

피부의 염증과 각질을 제거해 준다.

불면증에 도움이 된다.

스트레스 및 불안감을 해소시켜 준다.

적용대상

피부질환, 모세혈관 기능 약화로 인한 혈압 조절 문제, 불면증

금지대상

하지정맥류, 저혈압, 외상

실행 순서 및 방법

(1) 입욕제를 넣은 36~38℃ 물에 5분 정도 담근다.

(2) (1)을 마친 후 10분 동안 심장에서 먼 곳에서부터 심장 방향(양쪽 다리 → 엉덩이 →
   팔 → 목 → 등 → 배)으로 솔질을 한다.

(3) (2)을 마친 후 다시 5분 정도 담그기를 해서 몸을 이완시킨다.

(4) 담그기한 신체 부위에 냉수법 전신 물붓기(83쪽 참조)를 짧고 빠르게 실행하면서
   마무리한다. 혈액 순환을 촉진을 위해 담그기를 한 경우에는 먼저 얼굴과 목을
   차가운 물로 씻은 후 물붓기를 하면 더욱 효과적이다.

(5) 담그기 한 부위를 마른 수건으로 닦은 다음 30~60분 정도 몸을 따뜻하게 한
   상태로 휴식을 취하게 한다.

주의사항

■ 심장으로 부터 먼 곳에서 시작해 심장 방향으로 이동한다.
■ 원 모양으로 솔질할 때는 항상 시계 방향으로 한다.

준비물

발 길이 조절판, 솔, 입욕제, 타이머, 수건, 온도계, 베개 , 물붓기용 호스

온수법 전신 담그기

목 아래까지 몸을 담그는 방법으로 몸과 마음을 이완시켜주며 혈액 순환을 촉진하는 치유법이다. 하지만 너무 오랜 시간 담그기를 하면 지칠 수있고, 몸 전체의 혈관이 이완되면서 오히려 어지럼증이 유발될 수 있기때문에 주의해야 한다. 심장과 허파까지 물의 압력을 받는 까닭에 몸이허약한 사람에게는 적합하지 않다.

전신 담그기를 하는 중 대상자가 어지럼 증세를 보이면 양손으로 욕조를잡게 하고 물을 빼면서 4등분으로 접은 세수 수건을 찬물에 적셔 대상자가슴에 올려 준다.

효과
긴장된 몸과 마음을 편안하게 해 준다.
긴장된 근육을 이완시켜 준다.
관절 움직임이 원활해지도록 도움을 준다.
자율 신경 기능을 안정시켜준다.

적용대상
육체 및 정신적 스트레스, 불면증, 골관절염

금지대상
외상, 하지정맥류, 저혈압,

실행 순서 및 방법

(1) 2~30ml 입욕제를 넣은 36~38℃ 물에 10~20분 정도 목 부위까지 담그기를 한다.

(2) (1)을 마친 후 차가운 물로 얼굴과 목을 씻는다. 그리고 냉수법 전신 물붓기중 앞면만 실행하고 뒤돌아서서 발바닥 물 뿌리기를 한다.

(3) 마른 수건으로 몸을 잘 닦은 다음 몸을 따뜻하게 하고 30~60분 정도 휴식을 취하도록 한다.

준비물

욕조, 솔, 입욕제, 타이머, 수건, 온도 측정기 , 물붓기 호스

"주 1회 정도 온수법 담그기를 하는 것은 전혀 해롭지 않다. 그러나 온수법 목욕을 너무 자주하면 몸이 오히려 허약해진다."

세바스티안 크나이프

---

* https://www.kneippvisite.de

거품 담그기

물온도를 이용해 피부에 자극을 주는 담그기와는 달리 거품을 이용하는 치유법으로 몸 전체의 순환 기능을 활성화해서 면역력을 강화하는 목적이 있다. 사우나를 대신해서 쉽게 활용할 수 있는 장점이 있다.

효과

몸에 압박이 없는 편안함이 있다.

혈액 순환 및 혈압 조절에 도움이 된다.

피로 회복 및 스트레스 해소에 좋다.

적용대상

혈압, 류마티스 관절염, 당뇨, 혈액순환장애

금지대상

중증 외상, 급성염증

실행 순서 및 방법

(1) 뜨거운 물로 욕조를 데운 후 거품기를 깔고 그 위에 받침대를 놓는다.

(2) 받침대 밑까지 60℃의 뜨거운 물을 받는다.

(3) 거품기 위에 거품제를 뿌린다.

(4) 받침대 밑까지 뜨거운 물이 차면 대상자를 욕조에 눕게 한다.

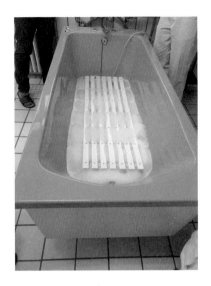
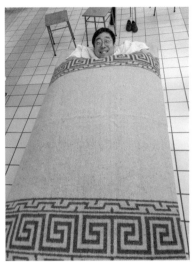

(5) 거품기를 이용해 거품이 욕조 높이까지 올라오면 담요를 덮고 목 부위는 수건
  으로 감싸 준다.

(6) 5분 간격으로 대상자의 체온, 맥박, 혈압을 체크한다. 그리고 맥박수가 1분에
  140회 이상이면 중단해야 한다.

(7) 거품 담그기를 마친 다음에는 물온도를 37℃로 맞춰 마무리 물붓기(118쪽 참조)
  하며 끝낸다.

(8) 이불을 덮고 편안한 상태로 30분간 휴식을 취한다.

준비물

욕조, 거품기, 누울수 있는 받침대, 거품제, 담요, 수건, 타이머, 체온계, 혈압계

솔마사지

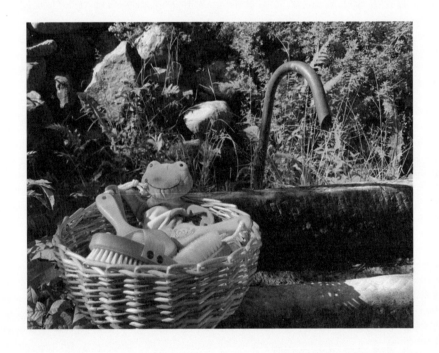

솔마사지 개요

솔마사지는 물붓기를 실행할 수 없거나 거동이 불편한 사람에게 적용하기 적합한 치유법이다. 마른솔을 이용해 해당부위에 적합한 압력으로 피부를 마찰하며 압자극을 준다. 피부각질을 제거하고, 미세 혈관을 자극해 혈액 순환이 촉진되게 하며, 세포에 산소와 영양분이 원활하게 공급되게 한다. 또한 림프선을 따라 진행되는 솔마사지는 물리적인 힘이 가해지면서 노폐물 배출을 용이하게 한다.

솔은 강도에 따라 강모, 중모, 약모로 구분되며 대상자의 피부상태에 적합한 재질의 모를 선택하도록 한다. 아이들에게 솔마사지를 할 때는 부드러운 약모로 만들어진 솔을 이용해 놀이하듯이 한다.

마사지의 자극 강도는 솔모의 강도, 적용 부위, 적용 시간, 압력, 속도 등의 영향을 받는다. 속도와 압력 조절을 어떻게 하느냐에 따라 마음을 차분하고 안정되게 하는 심리적 효과를 얻을 수 있다. 자극 강도는 대상자의 자극에 대한 반응과 심리상태를 감안해서 결정해야 한다.

솔마사지를 마치고 난 후 담그기나 물붓기를 하면 혈액 순환이 활발해져 더 큰 효과를 얻을 수 있다.

준비물

솔
자연 모로 만들어진 강모, 중모 약모 솔을 이용한다.

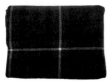

담요
솔마사지를 받지 않는 신체 부위를 덮는다.

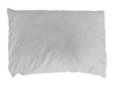

베개
편하게 솔마사지를 받을 수 있도록 머리 밑에 받쳐준다.

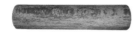

다리 받침대
무릎 밑에 받쳐 마사지 부위를 확보한다.

실행 시간 및 횟수

자극이 강한 마른솔마사지는 신경을 자극하는 효과가 있다. 따라서 취침에 방해가 될 수도 있기 때문에 취침 전보다는 아침에 실행하는 것을 권장한다. 전신 솔마사지를 기준으로 실행 시간은 약 20분이며 피부에서 약간 홍조 반응이 나타날 때까지 반복한다. 가장 효과적인 방법은 날마다 아침 샤워 전 피부가 마른 상태에서 실행하는 것이다. 그러나 피부가 약한 사람은 일주일에 2~3회 실행해 본 후 시간과 횟수를 점차 늘려가도록 한다.

솔마사지 공통 사항

기본 원칙

(1) 대상자에게 솔마사지를 적용하는 이유와 실행 방법에 대해 설명한다.

(2) 대상자의 몸상태를 확인하고 문진을 통해 금기 또는 주의 대상 해당 여부를 확인한다.

(3) 몸상태에 따라 압력, 속도, 횟수 등의 자극 강도를 결정한다.

(4) 솔마사지 하는 부위의 장신구는 제거한다.

(5) 솔마사지 받지 않는 부위는 담요를 덮어 따뜻하게 한다.

(6) 심장 방향으로 마사지할 때는 압력을 강하게 하고, 반대 방향으로 마사지할 때는 압력을 약하게 한다.

(7) 피부에서 홍조 반응이 나타날 때까지 같은 부위를 여러 차례 반복 마사지 한다.

(8) 다리 또는 팔 솔마사지에서 대상자의 왼쪽 부위를 실행할 때는 솔을 오른손으로 잡는다. 그리고 오른쪽 부위를 실행할 때는 왼손으로 잡는다.

(9) 다리와 팔을 제외한 부위에 솔마사지를 실행할 때는 솔을 양손으로 잡는다.

(10) 솔마사지를 마치고 나면 옷을 입고 담요를 덮은 다음 15~30분 정도 휴식을 취한다.

효과

면역력을 강화한다.

혈액 순환을 촉진한다.

혈압을 안정시킨다.

각질 제거 및 피부 재생을 촉진한다.

림프액 순환을 원활하게 해 준다.

셀룰라이트 완화에 도움이 된다.

관절염 완화에 도움이 된다.

소화 및 신장 기능을 개선한다.

적용대상

혈액 순환장애, 고혈압, 저혈압, 전신마비 및 편측마비,

당뇨병, 부종, 근경련, 셀룰라이트, 무감각증

금지대상

악성종양, 심부전증, 하지정맥류, 피부 질환, 민감성 피부, 혈전용해제 복용자

주의사항

- 적절한 실내 온도와 편안한 분위기에서 실행한다.
- 자극에 대한 대상자의 반응을 주시한다.
- 솔마사지를 처음 받아보는 대상자에게는 자극 강도를 약하고 짧게 한다.
- 솔마사지를 시작해서 마칠 때까지 속도와 강도를 일정하게 유지한다.

- 다리나 팔오금처럼 접히는 부위와 목과 가슴 언저리처럼 예민한 부위는 압력을 약하게 한다.
- 아물어가는 상처·멍·욕창 부위는 피해서 마사지한다.
- 사용한 솔은 세척 후 바람이 통하는 서늘한 곳에 말려 보관한다.
- 대상자별 개인 솔을 준비한다.

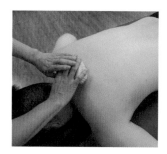 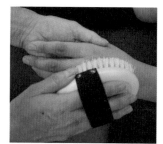

다리 앞면 솔마사지

실행 순서 및 방법

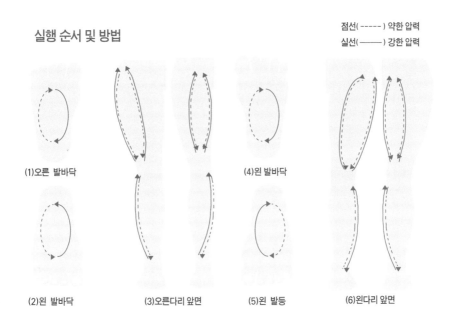

(1)오른 발바닥 (4)왼 발바닥

(2)왼 발바닥 (3)오른다리 앞면 (5)왼 발등 (6)왼다리 앞면

(1)오른 발바닥을 타원형으로 마사지한다. 발가락에서 발꿈치 방향으로 내려갈 때는 강하게 그리고 올라올 때는 약하게 압력을 준다.

(2)오른 발등을 타원형으로 마사지한다. 발가락에서 다리를 향해 올라갈 때는 강하게 그리고 내려올 때는 약하게 압력을 준다.

(3)오른다리 바깥쪽을 마사지할 때는 발목에서 종아리 바깥쪽을 따라 강한 압력으로 올라가서 넓적다리 바깥쪽에서 타원을 그리며 약한 압력으로 다시 내려온다.

(4)오른다리 안쪽을 마사지할 때는 발목에서 종아리 안쪽을 따라 강한 압력으로

올라가서 넓적다리 안쪽에서 타원을 그리며 약한 압력으로 다시 내려온다.

(5) 왼다리도 오른다리와 같은 방법으로 마사지한다.

주의사항

■ 한 손으로는 발바닥이나 발등을 잡아 지탱하고 다른 손으로는 솔마사지를 한다.

다리 뒷면 솔마사지

실행 순서 및 방법

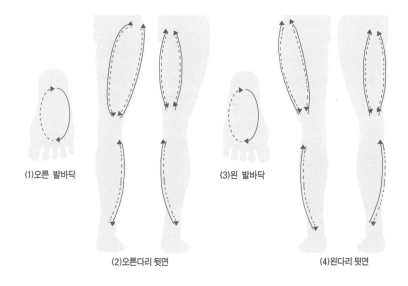

(1)오른 발바닥

(2)오른다리 뒷면

(3)왼 발바닥

(4)왼다리 뒷면

(1) 오른 발바닥을 타원형으로 마사지한다. 발꿈치에서 발가락 방향으로 내려갈 때는 강하게, 올라올 때는 약하게 압력을 준다. 다리 앞면 솔마사지 방향과 반대이다.

(2) 오른다리 바깥쪽을 마사지할 때는 발목에서 종아리 바깥쪽을 따라 올라가 넓적다리 바깥쪽에서 타원을 그리며 다시 내려온다. 심장을 향해 올라갈 때는 강하게, 내려올 때는 약하게 압력을 준다.

(3) 오른다리 안쪽을 마사지할 때는 발목에서 종아리 안쪽으로 올라가서 넓적다리 안쪽에서 타원을 그리며 다시 내려온다. 심장을 향해 올라갈 때는 강하게, 내려올 때는 약하게 압력을 준다.

(4) 왼다리도 오른다리와 같은 방법으로 마사지한다.

주의사항

■ 다리의 오금 부위는 혈관과 신경들이 피부 가까이에 있고 근육들이 모여 있기 때문에 압력을 약하게 해야 한다.

팔 솔마사지

실행 순서 및 방법

(1) 오른 손등에 원을 그리듯 마사지한다. 손끝에서 팔을 따라 올라갈 때는 압력을 강하게 하고 내려올 때는 압력을 약하게 한다.

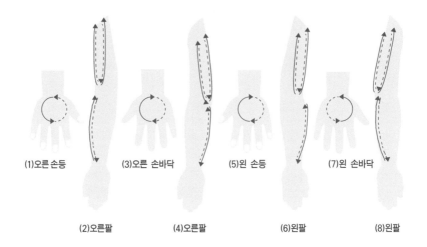

(1)오른 손등　(3)오른 손바닥　(5)왼 손등　(7)왼 손바닥

(2)오른팔　(4)오른팔　(6)왼팔　(8)왼팔

(2) 오른팔 바깥쪽을 마사지할 때는 팔목에서부터 팔의 바깥쪽을 따라 올라가 위팔 바깥쪽에서 타원을 그리며 다시 내려온다. 올라갈 때는 압력을 강하게 하고 내려올 때는 압력을 약하게 한다.

(3) 오른 손바닥에 원을 그리며 마사지한다. 손끝에서 팔을 따라 올라갈 때는 압력을 강하게 하고 내려올 때는 압력을 약하게 한다.

(4) 오른팔 안쪽을 마사지할 때는 팔목에서 팔 안쪽을 따라 올라가 위 팔 안쪽에서 타원을 그리며 다시 팔목으로 내려온다. 올라갈 때는 압력을 강하게 하고 내려올 때는 압력을 약하게 한다.

(5) 왼팔도 오른팔과 같은 방법으로 마사지한다.

주의사항

■ 한 손은 대상자의 손바닥이나 손등을 잡고 다른 손으로 마사지한다 .
■ 팔의 오금 부위는 압력을 약하게 해야 한다.

배 옆구리 갈비뼈 솔마사지

실행 순서 및 방법

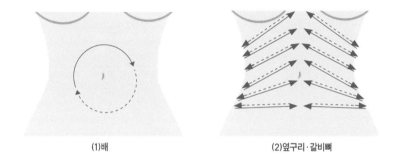

(1)배   (2)옆구리·갈비뼈

(1) 시계 방향으로 큰 원을 그리며 배를 마사지한다. 배꼽 아래로 내려갈 때는 약하게
　 압력을 주며 배꼽 위로 올라가면서부터는 당기면서 압력을 강하게 한다.
(2) 옆구리와 갈비뼈 부위는 몸 바깥쪽에서 심장을 향해 사선으로 마사지한다. 살을
　 쓸어 올리듯이 하면서 몸 바깥쪽에서 심장을 향해 안쪽으로 마사지할 때는
　 강하게 그리고 심장쪽에서 몸 바깥쪽으로 마사지할 때는 약하게 압력을 준다.

주의사항

- 양손을 모아 솔을 잡고 압력을 주며 마사지한다.
- 옆구리와 갈비뼈 부위는 사선을 그리며 A자 모양으로 마사지한다.

가슴 목 솔마사지

실행 순서 및 방법

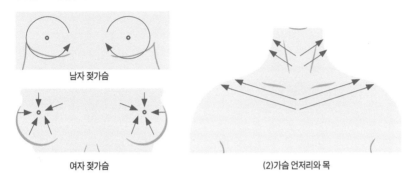

남자 젖가슴

여자 젖가슴

(2)가슴 언저리와 목

(1) 남자의 경우 오른 가슴은 시계 반대 방향으로 왼 가슴은 시계 방향으로 원을
   그리듯 마사지한다.

(2) 여자의 경우 바깥쪽에서 유두 방향으로 살을 쓸어 올리듯 마사지한다.

(3) 가슴 언저리에서 어깨 방향으로 빗장뼈를 따라 사선으로 마사지한다.

(4) 목은 안쪽에서 바깥쪽으로 사선 모양으로 마사지한다.

주의사항

- 피부가 약한 가슴 언저리·목 부위는 V자 모양으로 약하게 압력을 주며 짧게
  마사지한다.
- 목은 아주 예민한 부위이기 때문에 대상자가 원할 때만 실행한다.

엉덩이 솔마사지

실행 순서 및 방법

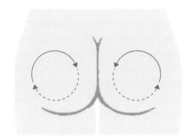

(1)엉덩이

(1) 오른 엉덩이는 시계 반대 방향으로 왼 엉덩이는 시계 방향으로 원을 그리듯
  마사지한다. 엉덩이 바깥쪽에서 안쪽으로 마사지할 때는 압력을 강하게 하고
  안쪽에서 바깥쪽으로 마사지할 때는 압력을 약하게 한다.

주의사항
- 솔은 양손을 모아 잡는다.

등 솔마사지

실행 순서 및 방법

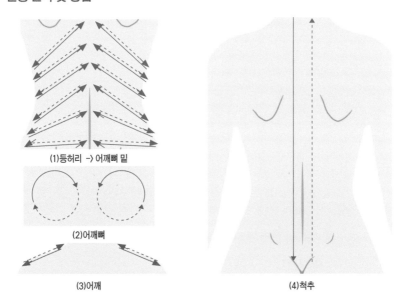

(1)등허리 -> 어깨뼈 밑

(2)어깨뼈

(3)어깨

(4)척추

(1) 등허리에서 어깨 밑까지 바깥쪽에서 심장을 향해 사선으로 마사지한다. 몸 바깥
   쪽에서 심장쪽으로 마사지할 때는 살을 쓸어 올리듯이 강하게 하고, 심장쪽에서
   몸 바깥쪽으로 마사지할 때는 약하게 압력을 주면서 쓸어내린다.
(2) 오른쪽 어깨뼈는 시계 방향으로, 왼쪽 어깨뼈는 시계 반대 방향으로 원을 그리듯
   마사지한다. 몸 바깥쪽에서 어깨뼈 안쪽으로 마사지할 때는 압력을 강하게,
   안쪽에서 몸 바깥쪽으로 마사지할 때에는 압력을 약하게 한다.
(3) 어깨 부위를 오른쪽 그리고 왼쪽 순서로 목에서 어깨 방향으로 마사지한다.

목에서 어깨 방향으로 마사지할 때는 압력을 강하게하고 어깨에서 목 방향으로 마사지할 때는 약하게 한다.

(4) 목에서 꼬리뼈까지 척추를 따라 위아래로 마사지한다. 꼬리뼈 방향으로 내려갈 때는 압력을 강하게, 올라올 때는 약하게 압력을 약하게 한다.

주의사항

- 양손으로 솔을 잡고 압력을 주며 마사지한다.
- 등허리에서 어깨뼈 밑까지 사선을 그리며 A자 모양으로 마사지한다.

전신 솔마사지

실행 순서 및 방법

앞면   (1) 다리 앞면 솔마사지를 한다.

(2) 팔 솔마사지를 한다.

(3) 배·옆구리·갈비뼈 솔마사지를 한다.

(4) 가슴·목 솔마사지를 한다.

뒷면   (5) 다리 뒷면 솔마사지를 한다.

(6) 엉덩이 솔마사지를 한다.

(7) 등 솔마사지를 한다.

전신 솔마사지

여자

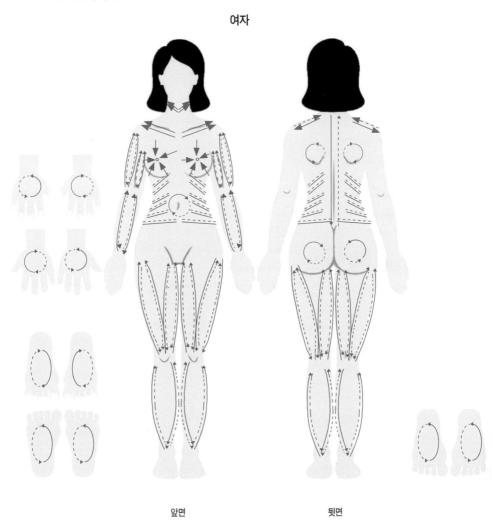

앞면   뒷면

남자

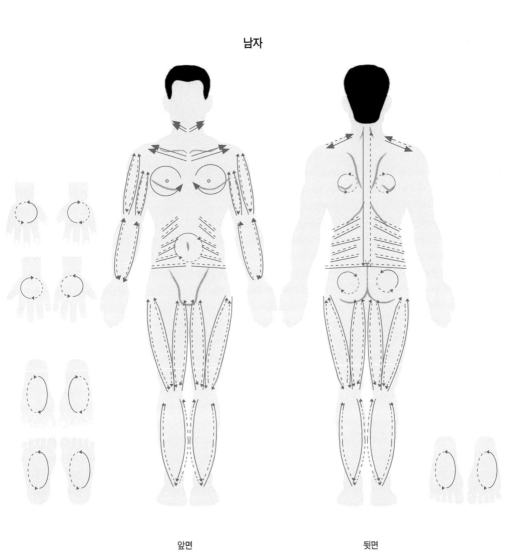

앞면　　　　　　　　　뒷면

질병 주석

갑상선기능항진증 갑상선기능이 과도로 활동하고 있는 상태로 기초대사의 증가, 갑상선종, 자율신경계의 장애, 크레아틴대사의 장애

갑상선염 갑상선의 염증으로 포도상구균성, 연쇄상구균성 또는 다른 원인에 의한 감염

골관절염 점진적으로 관절의 연골이 소실되고 그에 따른 이차적인 변화와 증상을 동반하는 질환

골반염증 여성의 생식 기관의 상부인 자궁, 나팔관, 난소, 그리고 골반 내부로 미치는 감염

고혈압 18세 이상의 성인에서 수축기 혈압이 140mmHg 이상이거나 확장기 혈압이 90mmHg 이상인 경우

공황장애 심한 불안 발작과 이에 동반되는 다양한 신체 증상들이 아무런 예고 없이 갑작스럽게 발생하는 불안장애의 하나

관상동맥경화증 심장의 영양공급 혈관인 관상동맥이 좁아지거나 막혀 생기는 허혈성 심장질환

관절염 뼈와 뼈가 만나는 부위인 관절에 여러 가지 원인에 의해 손상 또는 염증이 발생한 질병

근경련 근육의 피로, 기온이나 수온의 변화, 연습부족, 워밍업 부족 등의 원인으로 경련을 일으키는 것

기관지염 점차 기도가 좁아져 공기의 유출이 제한(비가역적 기도폐쇄)되는 질병

당뇨병 인슐린의 분비량이 부족하거나 정상적인 기능이 이루어지지 않는 등의 대사

질환의 일종으로, 혈중 포도당 농도가 높은 것이 특징인 질환

대사 증후군 심뇌혈관질환 및 당뇨병의 위험을 높이는, 체지방 증가, 혈압 상승, 혈당 상승, 혈중 지질 이상 등의 이상 상태들의 집합

동맥경화증 혈관에 지방이 가라앉아 들어붙어 동맥이 좁아지고 탄력성을 잃게 되는 현상

레이노현상 양손, 특히 손가락이 한냉에 노출 되었을 때에 발작성으로 창백하거나 청색을 일으키는 현상

류마티스 관절염 관절 활막(관절액을 생성하는 얇은 막)의 지속적인 염증반응을 특징으로 하는 만성 염증성 전신질환. 손과 손목, 발과 발목 등을 비롯한 여러 관절에서 염증이 나타나는 만성 염증성 질환

말초순환장애 말초혈관이 확장해서 혈액 정체가 일어나거나 체액, 혈장, 전혈이 급격하게 없어져 혈액량이 감소하기 때문에 심장에서 내보내는 혈류량이 저하된 상태

말초신경질환 뇌와 척수에서 신경 가지들이 뻗어 나와 몸통, 팔, 다리로 가게 되는 신경 가지(말초신경)를 여러 가지 원인에 의해서 손상을 받게 되는 경우

무릎관절염 골관절염의 범주 안에 속하는 개념으로, 점진적인 관절연골 소실 및 그와 관련된 2차적인 변화와 증상을 동반하는 질환

방광염 요로계의 해부학적, 기능적 이상 없이 세균 감염으로 인해 방광에 염증이 생기는 증상

울혈 몸속 장기나 조직에 정맥의 피가 모인 상태로 정맥혈이 정맥 및 모세혈관에 괴어 있음

부비동염 부비동 내부를 덮고 있는 점막에 염증이 생기는 것으로 부종 혈관 안의
체액(물)이 혈관 밖으로 빠져나가 신체의 세포와 세포 사이에 비정상적으
로 축적되는 현상.

셀룰라이트 피부나 지방 등의 피하 조직이 퇴화하여 울퉁불퉁하게 뭉쳐 있는 상태.
팽창한 지방 조직들이 서로 단단히 뭉쳐서 혈관과 림프관을 압박하여
원활한 대사를 방해하고, 피부층을 울퉁불퉁 밀어 올려 피부 면이 고르
지 않은 상태

신장염 신장의 사구체나 작은 혈관들의 염증을 특징으로 갖는 일차성, 또는 이차성
의 면역 매개성 콩팥 질환

신장질환 콩팥의 기능 이상으로 생기는 질병으로 신부전, 콩팥염, 요독증 등

심부전 각종 심장질환으로 인해 심장의 고유 기능이 악화되어 전신에 충분한 혈류
를 보내지 못하는 상태

심장스텐트 시술 심장혈관의 확장을 위한 시술

심혈관 질환 심장과 주요 동맥에 발생하는 질환

악성종양 정상적인 조직 세포가 각종 물리적·화학적·생물학적인 암원성 물질의 작
용 또는 요인에 의해 돌연변이를 일으켜서 형성되는 종양

안면신경마비 이마에 주름을 잡을 수 없고, 눈이 감기지 않으며, 마비된 쪽의 입이
늘어지고, 물을 마시거나 음식을 먹을 때 마비된 쪽으로 새어 나오는
등 얼굴 신경이 마비되는 것

알레르기비염 어떤 특정 알레르기 항원에 의해 증상이 유발되며 기침과 더불어 맑
은 콧물, 코막힘, 코 및 눈 주위의 가려움증

열과민성(증) 외부의 온도 상승에 대해 비정상적으로 불편하여 더위를 못 참는 상태

열사병 40℃ 이상의 심부 체온, 중추신경계 기능 이상, 무한증이 특징인, 신체의 열
　　　발산 이상에 의해 나타난 고체온 상태

염좌 인대가 다친 것을 의미하는 것으로 가벼운 손상(인대의 부분 파열)에서부터 완전
　　　파열까지의 다양한 정도의 인대 손상

오십견 만성 어깨관절의 통증과 운동 제한을 일으키는 가장 흔한 질환의 하나. 흔히
　　　50세 이후 연령에서 나타나는데, 특별한 원인이 없이 관절 운동이 되지 않으
　　　며 심한 통증을 유발

요도염 요도의 염증성 질환

요로 결석 요로계에 요석이 생성되어 소변의 흐름에 장애가 초래되고, 그 결과 격심
　　　한 통증이 발생하거나 요로감염, 수신증, 신부전 등이 나타나는 질환

요로감염 신장, 요관, 방광, 요도로 구성된 비뇨기계의 한 부분에 세균이 감염된 것

욕창 한 자세로 계속 앉아 있거나 누워 있을 때 신체의 부위에 지속적이거나 반복
　　　적으로 압력(전단력)과 압력이 가해진 힘이 가해져 혈액 순환의 장애로 생긴 피
　　　부와 그 밑에 있는 조직에 손상(궤양)이 유발된 상태

인두염 감염으로 인두와 편도에 염증이 발생하는 질환

자율신경계 의사에 지배되지 않는 장기 . 조직의 기능을 지배하므로 불수의 신경계
　　　통이라고 불림. 교감신경과 부교감 신경계로 구분됨

장염 인체에 유해한 미생물 또는 유독 물질이 들어있는 식품의 섭취로 인하여 발생
　　　하였거나 발생한 것으로 판단되는 감염성 또는 독소형 질환

저혈압 혈압이 낮아지면 정도와 원인에 따라 다양한 예후와 증상이 나타나는데 대
　　　부분 혈압이 수축기 혈압 90mmHg 보다 낮은 상태

좌골신경통 허리나 엉덩이에서 시작하여 다리로 뻗치듯이 아픈 것

천식 만성적인 기도의 알레르기 염증질환으로 폐 속에 있는 기관지가 때때로 좁아
  져서 호흡곤란, 기침, 천명(음) 등 호흡기 증상이 반복적으로 그리고 갑작스럽게
  발작적으로 나타나는 증상

치핵 항문관을 형성하는 점막 아래에는 많은 수의 혈관이 그물처럼 잘 발달해 있으
  며, 어떤 원인에 의해 이들 혈관과 점막조직이 붓고 늘어나는 현상

타박상 피부의 파손 없이 상해를 받는 것

편두통 뇌와 머리 뇌신경 및 뇌혈관의 기능 이상으로 인하여 발생하는 두통의 일종

편측마비 한쪽의 팔다리 또는 얼굴부분의 운동 장애가 나타난 상태

폐렴 말초 기관지와 일반적으로 허파꽈리라고 하는 폐포 등으로 ·이루어져 있는
  폐실질에 발생하는 염증성 호흡기질환

폐순환 심장과 폐 사이에서 닫힌 순환계를 만들고 있는 혈관계

하지정맥류 주로 하지(다리)와 발의 정맥에 발생하여 인체의 정맥이 어떤 원인에
  의해 혹처럼 확장되고 부풀어 오른 것

한랭 알레르기 정상인이 견딜 수 있는 정도의 저온에서 단시간에 생기는 한랭 두드
(한랭 과민증)
  러기, 한랭 단백질 혈증, 그 밖의 증후성 한랭 과민증

혈전 정맥염 정맥에 생기는 염증성 질환. 정맥 밸브가 손상되거나 정맥류에 의해 기
  능을 상실하면 생기는데, 드물게는 종양이나 섬유화 등에 의해 정맥이
  외부에서 압박을 받을 때도 나타남

혈전 용해제 혈액 응고로 형성된 덩어리를 녹이는 약물 처리제

협심증 관상동맥의 폐쇄나 협착, 혹은 경련으로 인해 심장근육에 충분한 혈액공급
  이 이루어지지 않아 생기는 흉부의 통증

후두염 후두의 염증으로 후두 건조, 후두통, 쉰 목소리, 해소 곤란을 수반하는 상태

참고 문헌

이우주(편집자), 의학대사전, 도서출판 아카데미서적, 1990

Dr. med. Mathäus Fehrenbach, *Kneipp von A–Z*, Ratgeberverlag, 2010, pp. 166, 194

Dr. med. Robert Bachmann, German M. Schleinkofer, *Natürlich gesund mit Kneipp*, 2006/2013, Triasverlag, pp. 130~133

Hildegrad Kreiter, Helene Roschatt, KN EIPPEN, Kneippverlag, 2016, pp. 14~22

Ines Wurm-Fenkl, Doris Fischer, *Richtig Kneippen*, Bassermann Verlag, 2012, pp. 9~35

Reisi Meier, *Praktische Kneipp-Anwendungen*, Oesch Verlag, 2011, pp. 27~41

Sebastian Kneipp(Selbstbiographie), KNEIPP *Aus meinem Leben*, Stamm- Kneipp -Verein Bad Wörishofen, 2012, pp. 32

Ursula Uhlemayr, Wickel & Co. *Baerenstarke Hausmittel für die Kinder*, Urs- Verlag 2001-2014

Verni Brumm, Madeleine Ducommun-Capponi, *WICK ELUND KOMPRESSEN*, AT Verlag, 2011, pp. 165~167

인터넷 참조

질질병관리청 국가건강정보포털

네이버 지식백과

과학이 밝혀낸 맨발 걷기의 효능: Peace Woods

http://www.kneippbund.de

글을 마치며

2019년 말부터 2020년 초까지 알프스지역 남부 독일 겨울은 매서웠다. 옷을 껴입고 아직 어둠이 가시지 않은 좁은 길을 따라 크나이프 대학으로 가노라면 날마다 다른 모습으로 하루를 여는 대자연을 마주할 수 있었다.

낯선 공간과 시간 차이에 적응할 여유도 없이, 이른 아침부터 늦은 저녁까지 방대한 이론과 실습이 이어졌고, 정규 교육시간 이후는 물론이고 주말에도 수많은 치유법을 머리와 손에 체화하는 노력이 이어졌다. 학장님을 비롯한 교수님들과 외부 강사분들은 한국에서 온 교육생들의 친절과 부지런함, 열정에 놀라움과 감탄을 아끼지 않았다. 덕분에 재학 중인 독일 학생들은 핀잔을 들었고 우리를 시샘하기까지 했다.

교수진과 학교 관계자들은 기꺼이 크리스마스와 연말연시 휴가를 할애하고 때로는 주말까지도 시간을 내어 주었다. 한국 교육생들을 위해 크나이프 대학의 정규교육과정을 압축시킨 특별과정을 제공해 준 대학 측에 다시 한번 감사 말씀을 드리고 싶다.

혹독한 교육과정과 삼시 세끼 느끼한 빠다 맛을 극복하고 교육생 모두 교육과정 이수시험을 우수한 성적으로 통과했다. 이러한 힘든 과정을 거쳐 아시아 지역 최초 정식 크나이프 치유사 자격증을 획득했고, 이후 한국 크나이프 협회 교수요원으로 활약하고 있다.

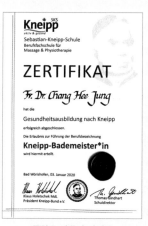

물치유 전문가 자격증(장희정)

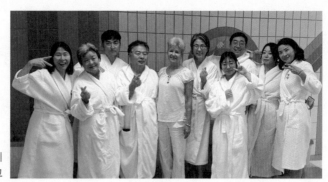

담그기
교육을 마치고

그리고 우리말로 된 실습서를 독자분들께 소상히 알려 드려야 할 의무감을 느끼며 서로 힘을 모았다. 한 걸음 더 나아가 크나이프 치유 이론서 발간은 물론 교육과정 개설을 준비하고 있다.

이제 어린아이부터 어른에 이르기까지 치유와 함께 면역력을 강화해 인류 건강을 증진하는 대업에 크나이프 치유사로 큰 역할을 해 주기를 거듭 당부드리려 한다. 교육과정 중 어머님 부고 소식을 접한 동료의 아픔들을 함께 나누던 모습은 아직도 가슴 짠하게 그려진다.

또 한번 내게 그리운 아픔과 쉼 없는 힘을 주시는 부모님과 형제자매의 사랑을 마음에 새긴다. 한결같이 응원해 주는 짝꿍, 영특한 큰아들, 남편을 빼닮아 무던한 작은아들에게 고마움 전한다.

2022년 새해를 맞이하며
장희정

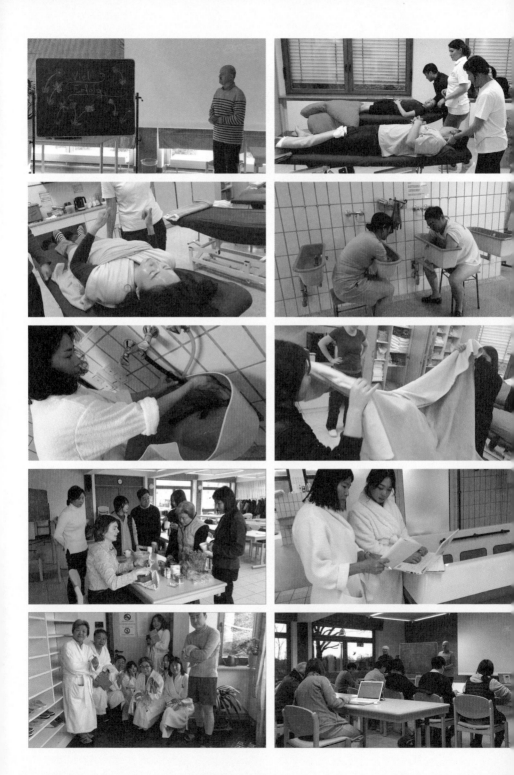

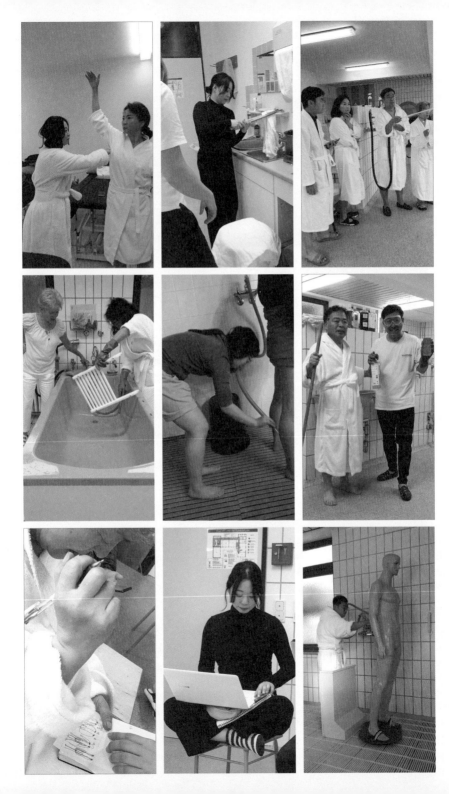